Tabakkonsum und Tabakabhängigkeit

Fortschritte der Psychotherapie
Band 31
Tabakkonsum und Tabakabhängigkeit
von Dr. Christoph B. Kröger und Dipl.-Psych. Bettina Lohmann

Herausgeber der Reihe:
Prof. Dr. Dietmar Schulte, Prof. Dr. Kurt Hahlweg,
Prof. Dr. Jürgen Margraf, Prof. Dr. Dieter Vaitl
Begründer der Reihe:
Dietmar Schulte, Klaus Grawe, Kurt Hahlweg, Dieter Vaitl

Tabakkonsum und Tabakabhängigkeit

von Christoph B. Kröger
und Bettina Lohmann

HOGREFE 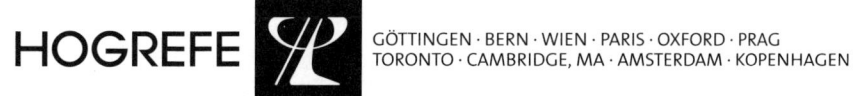 GÖTTINGEN · BERN · WIEN · PARIS · OXFORD · PRAG
TORONTO · CAMBRIDGE, MA · AMSTERDAM · KOPENHAGEN

Dr. rer. soc. Christoph B. Kröger, geb. 1954. 1973-1979 Studium der Psychologie in Münster. 1979 Wissenschaftlicher Mitarbeiter an der Universität Münster, Fachbereich Klinische Psychologie. 1980-1981 Stipendiat des DAAD als Research Assistent am National Institut on Aging (NIA) und an der Johns Hopkins Universität, Baltimore, Maryland, USA. 1981-1986 Wissenschaftlicher Mitarbeiter am Max-Planck-Institut für Psychiatrie. 1986 Promotion. Seit 1986 Wissenschaftlicher Mitarbeiter im IFT Institut für Therapieforschung, München und dort Leiter der Arbeitsgruppe Tabakabhängigkeit, des Bereichs Fort- und Weiterbildung und der psychotherapeutischen Ambulanz.

Dipl.-Psych. Bettina Lohmann, geb. 1961. 1981-1987 Studium der Psychologie in Münster. 1987-1990 psychologische Tätigkeit im stationären Bereich. Seit 1990 freiberuflich als Psychologische Psychotherapeutin, Supervisorin und Dozentin tätig. Ausbildungskoordinatorin und Ambulanzleiterin der APV, Gesellschaft für Angewandte Psychologie und Verhaltensmedizin, Münster. Seit 1999 Leiterin der Rauchersprechstunde der APV.

Wichtiger Hinweis: Der Verlag hat für die Wiedergabe aller in diesem Buch enthaltenen Informationen (Programme, Verfahren, Mengen, Dosierungen, Applikationen etc.) mit Autoren bzw. Herausgebern große Mühe darauf verwandt, diese Angaben genau entsprechend dem Wissensstand bei Fertigstellung des Werkes abzudrucken. Trotz sorgfältiger Manuskriptherstellung und Korrektur des Satzes können Fehler nicht ganz ausgeschlossen werden. Autoren bzw. Herausgeber und Verlag übernehmen infolgedessen keine Verantwortung und keine daraus folgende oder sonstige Haftung, die auf irgendeine Art aus der Benutzung der in dem Werk enthaltenen Informationen oder Teilen davon entsteht. Geschützte Warennamen (Warenzeichen) werden nicht besonders kenntlich gemacht. Aus dem Fehlen eines solchen Hinweises kann also nicht geschlossen werden, dass es sich um einen freien Warennamen handele.

Bibliografische Information der Deutschen Nationalbibliothek

Die Deutsche Nationalbibliothek verzeichnet diese Publikation in der Deutschen Nationalbibliografie; detaillierte bibliografische Daten sind im Internet über http://dnb.d-nb.de abrufbar.

© 2007 Hogrefe Verlag GmbH & Co. KG
Göttingen • Bern • Wien • Paris • Oxford • Prag
Toronto • Cambridge, MA • Amsterdam • Kopenhagen
Rohnsweg 25, 37085 Göttingen

http://www.hogrefe.de
Aktuelle Informationen · Weitere Titel zum Thema · Ergänzende Materialien

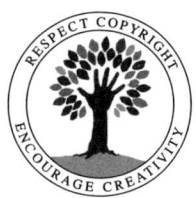
Satz: Grafik-Design Fischer, Weimar
Druck: Schlütersche Druck GmbH & Co. KG, Langenhagen
Printed in Germany
Auf säurefreiem Papier gedruckt

ISBN: 978-3-8017-1828-2

Inhaltsverzeichnis

VI

Karten:
Leitfaden zur Exploration
Gesprächsprinzipien für den Erstkontakt
Verhaltensanalyse des Rauchens

Einleitung

Rauchen[1] ist wohl die in der Geschichte der medizinischen Forschung am intensivsten untersuchte Ursache körperlicher Erkrankungen und es gibt kaum ein physisches Leiden, das nicht durch Zigarettenrauchen ausgelöst oder verschlimmert werden kann. In Deutschland sterben jährlich über 110.000 Menschen an den Folgen des Rauchens, also mehr als an AIDS, Verkehrs-, Haushalts- und sonstigen Unfällen sowie Mord und Selbsttötung zusammen. 50 % aller Raucher sterben letztendlich an Erkrankungen, die durch das Rauchen verursacht wurden. Trotzdem raucht in Deutschland mehr als ein Viertel der Erwachsenenbevölkerung.

Die Reduktion des Tabakkonsums in der Bevölkerung ist demzufolge ein gesundheitspolitisches Ziel von hohem Stellenwert. Die Umsetzung dieses Ziels erfordert eine umfangreiche Tabakkontrollpolitik auf unterschiedlichen Ebenen unter Beteiligung verschiedenster gesellschaftlicher Kräfte und Professionen. Sie umfasst sowohl strukturelle Maßnahmen, Public Health-Ansätze, Prävention wie auch die konkrete Tabakentwöhnungsbehandlung.

Der Auffassung folgend, dass es sich beim Rauchen um einen gewichtigen Risikofaktor für körperliche Erkrankungen handelt, wurden und werden Maßnahmen zur Reduktion des Rauchens als Präventionsmaßnahmen verstanden. Das Verhindern der Folgekrankheit ist somit das primäre Ziel. Diese Perspektive erschwert eine Auseinandersetzung mit der Tabakabhängigkeit als einer eigenständigen Erkrankung, wie sie die internationalen Klassifikationssysteme definieren. Ein Umdenken ist erforderlich. Rauchen bzw. Tabakabhängigkeit müssen als Störung in den Fokus der Behandlung gerückt werden.

Akzeptiert man die Sichtweise, dass es sich bei der Tabakabhängigkeit um eine weit verbreitete chronische psychische Erkrankung handelt, ist eine professionelle Raucherbehandlung auf der Grundlage psychobiologischen Störungs- und Veränderungswissens die adäquate Strategie zur Unterstützung der Raucher beim Aufhören.

Psychotherapeuten nähern sich nur zögerlich dem Thema Tabakentwöhnung. Wenn sie Tabakabhängigkeit psychotherapeutisch behandeln,

---

1 Rauchen wird in diesem Buch mit Tabakrauchen gleichgesetzt. Es geht hier also nicht um das Rauchen anderer psychoaktiver Substanzen wir Cannabis, Opium oder Crack.

geschieht dies meist im Rahmen der Rehabilitation körperlich Erkrankter oder ambulant angebotener Präventionsmaßnahmen der Volkshochschulen oder Krankenkassen. Vor dem Hintergrund des stetig wachsenden öffentlichen und sozialen Drucks auf die Raucher steigt der Bedarf an qualifizierter Raucherbehandlung seit Jahren ebenfalls an. Die Bereitschaft von Rauchern wächst, nach wiederholten erfolglosen Aufhörversuchen professionelle Hilfe in Anspruch zu nehmen. Die Nachfrage richtet sich in erster Linie an Psychotherapeuten, die das komplexe Bedingungsgefüge einer Sucht analysieren, daraus Maßnahmen der Verhaltensänderung ableiten und Hilfestellungen bei deren Umsetzung geben können. Von Seiten der Psychotherapeuten ist es erforderlich, sich das notwendige Hintergrundwissen anzueignen. Das vorliegende Buch soll nicht nur interessierte Therapeuten dazu qualifizieren, Tabakentwöhnung erfolgreich durchzuführen, sondern auch allgemein Sensibilität und Interesse für den Bereich Rauchen und Tabakentwöhnung wecken.

München und Münster, April 2007

Christoph B. Kröger
Bettina Lohmann

1 Beschreibung der Störung

1.1 Definition der Tabakabhängigkeit

Rauchen, also das Inhalieren des Rauchs von verbrennendem Tabak, kann zu einer Abhängigkeit führen. Die Kriterien für abhängiges Rauchen werden in den beiden großen diagnostischen Klassifikationssystemen, der Internationalen Klassifikation Psychischer Störungen (ICD, 10. Revision, Dilling, Mombour & Schmidt, 1994) und dem Diagnostischen und Statistischen Manual Psychischer Störungen (DSM-IV, Saß, Wittchen & Zaudig, 1996) beschrieben. Das DSM-IV definiert „Nikotinabhängigkeit", da das Nikotin als die die Abhängigkeit auslösende Substanz im Tabak identifiziert werden kann. Die ICD-10 spricht von „Tabakabhängigkeit" mit dem Argument, dass eine Abhängigkeit von Nikotin ohne Tabakkonsum nicht auftritt und nicht eindeutig gesichert ist, dass das Nikotin die einzige abhängig machende Substanz ist. Die Kriterien für die Diagnose einer Nikotin- bzw. Tabakabhängigkeit sind identisch mit denen für die Abhängigkeit von anderen psychoaktiven Substanzen wie Alkohol, Heroin oder Cannabis, wobei beide Systeme ähnliche Definitionen und Kriterien nennen. Der Kasten stellt die diagnostischen Kriterien der ICD-10 dar. Drei der sechs vorgegebenen Kriterien müssen innerhalb der letzten zwölf Monate erfüllt worden sein, um eine Abhängigkeit diagnostizieren zu können.

Tabakabhängigkeit ist eine psychische Störung

Diagnostische Kriterien für eine Tabakabhängigkeit von ICD-10/F17.2 x (Dilling, Mombour & Schmidt, 1994)

Definition: Der Konsum einer Substanz hat Vorrang gegenüber anderen Verhaltensweisen, die früher höher bewertet wurden. Ein entscheidendes Kriterium ist der oft starke und übermächtige Wunsch, die Substanz zu konsumieren. Drei oder mehr der folgenden Kriterien sollen während des vergangenen Jahres erfüllt sein:
1. Ein starker Wunsch oder eine Art Zwang, Tabak zu konsumieren.
2. Verminderte Kontrollfähigkeit bzgl. des Beginns, der Beendigung und der Menge des Tabakkonsums.
3. Ein körperliches Entzugssyndrom bei Absetzen oder Reduktion des Tabakkonsums oder Tabakkonsum mit dem Ziel, Entzugssymptome zu mildern oder zu vermeiden.

---

4. Nachweis einer Toleranz. Um die ursprünglich durch niedrigere Dosen erreichten Wirkungen zu erzielen, sind zunehmend höhere Dosen erforderlich.
5. Fortschreitende Vernachlässigung anderer Vergnügungen oder Interessen zugunsten des Tabakkonsums.
6. Anhaltender Tabakkonsum trotz des Nachweises eindeutiger schädlicher Folgen.

Einige Kriterien, die für die Diagnose der Abhängigkeit von anderen Substanzen relevant sind, spielen bei der Tabak- bzw. Nikotinabhängigkeit kaum eine Rolle, wie etwa ein hoher Zeitaufwand für Beschaffung, Gebrauch oder Erholung bzw. die Einschränkung wichtiger Tätigkeiten auf Grund des Tabakkonsums innerhalb der letzten zwölf Monate. Am häufigsten werden die Kriterien „Entzugssymptome", „fortgesetzter Gebrauch trotz schädlicher Folgen" und „Kontrollminderung" von den Rauchern genannt. Die Kodierung der fünften Stelle der ICD-Diagnose ist bei der Tabakabhängigkeit nicht üblich.

Der Fagerström-Test misst die Stärke der Abhängigkeit

Beide Diagnosesysteme beinhalten eine kategoriale Einteilung des abhängigen Rauchens. Da dieses dichotome diagnostische Denken für den klinischen Alltag unbefriedigend ist, weil es wenig Aussagekraft besitzt, hat sich zur Beschreibung der Tabakabhängigkeit der Fagerström-Test durchgesetzt (Fagerström-Test for Nicotin Dependence FTND, Heatherton, Kozlowsky, Frecker & Fagerström, 1991; dt.: Fagerström-Test für Nikotinabhängigkeit FTNA, Bleich, Havemann-Reinecker & Kornhuber, 2002), der die Abhängigkeit in einem dimensionalen Konzept erfasst. Der FTND wurde speziell für die Erfassung der Tabakabhängigkeit entwickelt und hat sich in vielen internationalen Studien als konsistentes und valides Messinstrument bei erwachsenen Rauchern bewährt. Wegen seiner Kürze ist der FTND leicht handhab- und auswertbar. Außerdem stellt er einen hervorragenden Prädiktor für den Erfolg von Behandlungsmaßnahmen dar, denn je höher der FTND-Wert, desto geringer ist der Behandlungserfolg. Das hat Implikationen für die Behandlung. So kann man davon ausgehen, dass ein hoher Wert im Fagerström-Test eine intensivere Behandlung erforderlich macht als wenn der Wert und gleichermaßen die Abhängigkeit geringer sind. Die sechs Items beziehen sich auf:
1. Die Dauer bis zum Rauchen der ersten Zigarette am Morgen nach dem Erwachen.
2. Die Anzahl der pro Tag gerauchten Zigaretten.
3. Den Schwierigkeitsgrad des Rauchverzichts an Orten, an denen das Rauchen verboten ist.
4. Die Bedeutung der morgendlichen Zigaretten.
5. Die Intensität des morgendlichen Rauchens.
6. Das Rauchen bei Krankheit.

4

Bei der Fagerström-Testauswertung spricht man von „keiner Abhängigkeit" (bis zwei Punkte) und von „äußerst starker Abhängigkeit", wenn neun bis zehn Punkte (Maximalwert) erreicht werden. Der Durchschnittswert aller Raucher in der deutschen Bevölkerung liegt bei zwei Punkten. Raucher, die sich zu Tabakentwöhnungsmaßnahmen anmelden, erreichen einen Durchschnittswert von fünf Punkten.

Die Fagerström-Testwerte korrelieren nur gering mit den Abhängigkeitskriterien der Diagnosesysteme. So erhalten mit zunehmendem Alter immer weniger Raucher die DSM-IV-Diagnose „Nikotinabhängigkeit", während sie gleichzeitig höhere Abhängigkeitswerte im FTND aufweisen. Dies liegt u. a. daran, dass die Toleranzentwicklung bereits in frühen Jahren abgeschlossen ist und dieses Diagnosekriterium nicht mehr erfüllt wird.

Die Fragen nach dem Zeitpunkt des Konsums der ersten Zigarette am Morgen und der Menge der täglich gerauchten Zigaretten gelten als stabilste Prädiktoren der Abhängigkeitsstärke und haben sich in der Praxis als Indikatoren für eine starke Abhängigkeit bewährt. Weitere Fragen, die geeignet sind, die Stärke der Tabakabhängigkeit abzuschätzen, sind die Frage nach bisherigen erfolglosen Aufhörversuchen und dem Grad der Schwierigkeit, einen Tag lang keine Zigarette zu rauchen. Das gelegentlich beschriebene Rauchen während der Unterbrechung des Schlafs (Nocturnal Sleep Disturbing Nicotine Craving, NSDNC) ist ein weiterer Indikator für eine starke körperliche Abhängigkeit.

1.1.1 Entzugserscheinungen

Entzugserscheinungen, die bei der Beendigung oder einer Reduktion des Zigarettenkonsums auftreten können, sind ein Abhängigkeitskriterium. Sie können den Entwöhnungsprozess erschweren und stellen ein Risiko für einen Rückfall dar.

Folgende Entzugserscheinungen können auftreten
– starkes Verlangen nach einer Zigarette (Craving, Suchtdruck)
– Gefühl von Frustration, Unzufriedenheit
– Konzentrationsschwierigkeiten
– Reizbarkeit
– Depression
– dysphorische Stimmung
– Angstzustände
– niedriger Blutdruck
– Müdigkeit

- Schlaflosigkeit
- Gewichtszunahme
- erhöhter Appetit, Hungergefühl
- Verdauungsstörungen
- Kopfschmerzen

Entzugserscheinungen beginnen wenige Stunden nach der letzten Zigarette (bei starken Rauchern teilweise schon nach einer Stunde) und erreichen nach 24 bis 48 Stunden ihren Höhepunkt. Sie treten in den meisten Fällen nur tagsüber und abends auf. Die Symptome können einige Tage bis Wochen dauern, oft sind sie nach etwa einer Woche weitestgehend abgeklungen oder verschwunden. Craving und Hungergefühle können auch länger andauern. Durch die Gabe von Nikotin z. B. in Form von nikotinhaltigen Präparaten (siehe Kapitel 4.3.4) können Entzugserscheinungen verringert werden.

Die nach dem Absetzen des Nikotins auftretenden Entzugssymptome können für den Raucher unangenehm und teilweise stark beeinträchtigend sein, sie sind jedoch gesundheitlich völlig ungefährlich. Es besteht eine große Variation, ob und in welcher Intensität sie auftreten. Etwa die Hälfte aller Raucher berichtet von Entzugserscheinungen. Die Angst, dass Entzugserscheinungen auftreten könnten, ist bei fast allen Rauchern vorhanden. Prädiktoren, bei wem und wie stark die Entzugserscheinungen auftreten, gibt es kaum. Sie werden häufiger von stark abhängigen Rauchern berichtet, wobei jedoch die Stärke der Abhängigkeit nicht mit der Intensität der berichteten Beschwerden korreliert. Die Entzugssymptome sind zu einem Teil durch die Reaktionen des Körpers auf das fehlende Nikotin erklärbar. Sie treten aber auch in Abhängigkeit von auslösenden Reizen auf und sind somit das Resultat eines Konditionierungsprozesses. Da die Wahrnehmung und Gewichtung von Entzugssymptomen subjektiven Interpretationsprozessen unterliegt, ist die Bewertung der auftretenden Symptome entscheidend, ob bzw. als wie belastend und beeinträchtigend die körperlichen und psychischen Sensationen wahrgenommen und verarbeitet werden.

1.1.2 Abhängigkeitspotenzial

Das Abhängigkeitspotenzial von Zigaretten wird mit dem der „harten" Drogen (Kokain, Heroin) gleichgesetzt. Der Prozentsatz derjenigen Personen, die mehr als sechsmal eine psychoaktive Substanz konsumiert haben und später Kriterien der Abhängigkeit von dieser Substanz aufweisen, ist für die Drogen Tabak, Kokain, Heroin in etwa gleich, für Alkohol und Cannabis um die Hälfte geringer (Woody, Cottler & Cacciola, 1993). Setzt man die Anzahl derer, die jemals im Leben eine Substanz konsumiert haben (Life-Time-Prävalenz) mit der Anzahl der abhängigen Konsumenten in Beziehung, werden vom Tabak mehr Probierer abhängig als von Heroin (Tretter & Müller, 2001).

Tabelle 1:

Suchtpotenzial verschiedener Drogen (Tretter & Müller 2001, S. 43)

	Konsumenten in der Bevölkerung	Abhängige in der Bevölkerung	Abhängige Konsumenten
Nikotin	75 %	22 %	33 %
Heroin	1,5 %	0,4 %	27 %
Cannabis	5 %	0,5 %	10 %
Alkohol	92 %	6 %	8 %

Neben den psychoaktiven Eigenschaften des Nikotins liegt ein wesentlicher Grund für das hohe Abhängigkeitspotenzial in der Applikationsart. Der Rauch der Zigarette gelangt innerhalb von weniger als zehn Sekunden über die Lunge und den kleinen Blutkreislauf ins Gehirn, so dass sich innerhalb dieser kurzen Zeitspanne psychoaktive Wirkungen bemerkbar machen. Mit jedem Zug an der Zigarette wird die Droge aufgenommen und es finden Konditionierungsprozesse statt. Bei einem Konsum von 20 Zigaretten am Tag und zehn Zügen pro Zigarette sind dies 200 Applikationen täglich, bei denen verschiedenste Situationen und innere psychische Zustände auf positive Effekte der Droge konditioniert werden.

1.2   Epidemiologische Daten

In Deutschland bezeichnen sich 27 % der Bevölkerung im Alter ab 15 Jahren als Raucher (Ergebnissen des Mikrozensus, aus Thamm & Lampert, 2006). Dies bedeutet, dass in Deutschland etwa 18 Millionen Menschen rauchen. Das Einstiegsalter liegt bei 90 % aller Personen vor dem 18. Lebensjahr. In der Altersgruppe zwischen dem 20. und 40. Lebensjahr ist die Raucherprävalenz stabil hoch. In diesem Alter rauchen zwischen 42 % und 46 % der Männer und zwischen 31 % und 35 % der Frauen. Etwa ab dem 45. Lebensjahr nimmt die Prävalenz stetig ab und die Zahl der ehemaligen Raucher zu, d. h. viele Raucher stellen das Rauchen ein. Gleichzeitig schlägt sich in der Altersgruppe ab 50 Jahren die höhere Sterblichkeit der Raucher nieder.

Etwa 27 % der erwachsenen Bevölkerung raucht in Deutschland

97 % der Raucher rauchen Zigaretten. Etwa ein Drittel der Raucher konsumiert täglich 20 Zigaretten oder mehr und etwa ein Viertel raucht nicht täglich (Augustin, Metz, Heppekausen & Kraus 2005). Der Anteil abhängiger Raucher nach DSM-IV liegt bei 23 % (Kraus & Augustin, 2001). Im Fagerström-Test erreichen 35 % der Raucher einen Punktwert von vier oder mehr. Demnach gibt es 3,8 bzw. 5,8 Millionen abhängige Raucher in Deutschland. Die Hälfte aller Raucher erreicht im Fagerström-Test maxi-

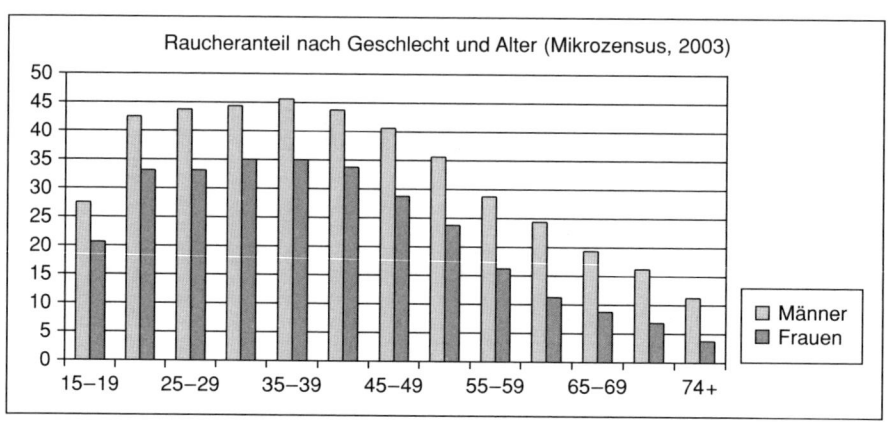

Abbildung 1:
Raucheranteil in der deutschen Bevölkerung nach Geschlecht und Alter
(Thamm & Lampert, 2006)

mal zwei Punkte und kann als nicht oder nur sehr gering abhängig bezeichnet werden. Der Anteil der stärker abhängigen Raucher steigt in den höheren Altersgruppen an.

Männer rauchen häufiger als Frauen (33 % bzw. 22 %). Wie in allen Industrienationen gibt es auch in Deutschland einen deutlichen Trend, dass sich die Raucherprävalenz von Frauen und Männern annähert. In der Altersgruppe der unter 18-Jährigen rauchen ebenso viele Frauen wie Männer. In der Gruppe der stärksten Raucher befinden sich mehr Männer als Frauen. Frauen rauchen häufiger eine geringere Zigarettenzahl und erreichen insgesamt geringere Abhängigkeitswerte als Männer.

Schulbildung, Beruf, Einkommenssituation und Arbeitslosigkeit beeinflussen die Prävalenz des Rauchens. Personen mit einem geringem sozioökonomischen Status, einem geringen Bildungsniveau, geringem Einkommen bzw. Armut sowie Arbeitslosigkeit rauchen häufiger als der Durchschnitt, während Personen mit besserer sozioökonomischer Ausgangsposition seltener Raucher sind. Landwirte, Ärzte, Lehrer rauchen seltener als Arbeiter, Berufskraftfahrer oder im Hotel- und Gaststättengewerbe Tätige.

1.3 Pharmakologische Aspekte des Rauchens

Tabak ist eine Pflanzengattung aus der Familie der Nachtschattengewächse, zu der auch die Tomate, Kartoffel und Tollkirsche gehören. Spezifisches Merkmal ist das Alkaloid Nikotin, das in den Wurzeln der Tabakpflanzen produziert wird. Zum Rauchen werden die geernteten ge-

8

trockneten Tabakblätter verwendet. Eine industriell gefertigte Zigarette enthält etwas weniger als ein Gramm zerkleinerte Tabakblätter. Jedes Gramm Tabak enthält zehn bis 20 Milligramm Nikotin und – in schwächeren Konzentrationen – etwa 2.500 andere organische und mineralische Stoffe, insbesondere andere Alkaloide.

Wird die Zigarette angezündet, so erzeugt der verbrennende Tabak einen Rauch, wie er beim Verbrennen von jeglichen abgestorbenen, getrockneten und fermentierten Blättern entsteht. Dieser Rauch enthält etwa 4.000 mehr oder weniger toxisch wirkende Stoffe, insbesondere Kohlenmonoxyd (CO) und Teerstoffe, welches ein Sammelbegriff für eine Mischung verschiedenster Substanzen, insbesondere Kohlenwasserstoffe ist. CO und Teerstoffe sind nicht im Tabak enthalten, sondern werden bei der Verbrennung erzeugt.

Der Tabakrauch enthält über 4.000 verschiedene teils toxische Stoffe

Beim Rauchen unterscheidet man zwei Strömungen: Den Haupt- und Nebenstromrauch. Der Hauptstromrauch wird während des Einatmens

Tabelle 2:
Bestandteile des Tabakrauchs

Substanzen	Wo findet man diese Substanzen sonst?
Ammoniak	Putzmittel
Anilin	Bestandteil von Farbstoffen
Aromatische Amine	Farbstoffproduktion
Arsen*, Blausäure	Rattengift
Benzol*	Benzin, Reinigungsmittel
Benzypren	Rauch von Öfen
Blausäure**, Cyanid**	Schädlingsbekämpfungsmittel, Kunststoffe
Blei, Cadmium*, Nickel*, Zink	Batterien
Butan*	Camping-, Feuerzeuggas, Autoreifen
Formaldehyd	Desinfektionsmittel, Möbel
Hydrazin*	Raketentreibstoff
Kohlenmonoxid**	Rauch von Verbrennungsanlagen
Naphthalin	Mottengift
Nitrobenzol, Nitropyren	Abgase von Dieselmotoren
Nitromethan	Motortreibstoff
Nitrosamine*	Kühlschmierstoff, Öle, Gummi
Phenole, Methylphenole (Teersäuren)**	Teer, Schädlingsbekämpfungsmittel
Polonium 210*, Radon*	Atombombe; kosmische Strahlung
Teer*	Straßenbeläge

* krebserregend, ** giftig

durch den Raucher erzeugt. Hierbei steigen die Temperaturen in der Glutzone der Zigarette auf bis zu 900°C an. In der Zeit zwischen zwei Zügen entsteht der Nebenstromrauch bei Verbrennungstemperaturen bis zu 600°C. Im Nebenstromrauch ist der Gehalt mancher giftiger Stoffe (z. B. Nitrosamine, Stickoxide und Formaldehyd) höher als in dem Hauptstromrauch. Tabakrauch ist also einer der gesundheitsgefährdensten Innenraumschadstoffe, der somit auch für Nichtraucher eine Gefährdung darstellt.

Der Tabakrauch ist ein Aerosol mit feinst verteilten Partikeln (Partikelphase), die in einer gasförmigen Mischung (gasförmige Phase) transportiert werden und mit der eingeatmeten Luft tief in die Lunge bis in die Lungenbläschen eindringen können. Die gasförmige Phase beinhaltet neben Kohlendioxid, Sauerstoff, Stickstoff und flüchtigen organischen Verbindungen (Aldehyde, Ketone, Ammoniak, Kohlenwasserstoffe) als wichtigste schädliche Substanz das Kohlenmonoxid. Die Partikelphase enthält u. a. krebserregende Substanzen, Reizstoffe, Metalle, freie Radikale und Nikotin. Tabelle 2 stellt eine Auswahl von Inhaltsstoffen des Tabakrauchs dar.

Der Körper nimmt das Nikotin bei der Inhalation über die Schleimhäute und die Lungenbläschen auf. Da der Rauch einer Zigarette sauer ist, also einen geringen pH-Wert aufweist, wird er kaum oder gar nicht von den Mundschleimhäuten aufgenommen. Das Nikotin aus dem inhalierten Zigarettenrauch gelangt über das Lungenepithel in den Blutkreislauf. Zigarettenhersteller streben an, das Nikotin im Tabak möglichst optimal verfügbar zu machen. Dies geschieht insbesondere durch das Hinzufügen von Tabakzusatzstoffen, von denen über 600 bei der Herstellung von Tabakwaren zugelassen sind (Deutsches Krebsforschungszentrum, 2005a; Haustein, 2001). Sie werden dem Tabak beigemengt,

Die Zigarette ist ein industriell designtes Produkt

– um die Bronchien mit dem Ziel einer tieferen Inhalation und einer erhöhten Nikotinverfügbarkeit zu erweitern (Zusatzstoffe: Kakao, Eugenol, Menthol),
– um den freien Nikotinanteil zu erhöhen (Zusatzstoffe: Ammoniumverbindungen),
– um den Tabakgeschmack zu verbessern (Zusatzstoffe: Süßstoffe, Schokolade).

Nikotin ist das Hauptalkaloid der Tabakpflanze und eine toxische Substanz, die bei Überdosierung Vergiftungserscheinungen hervorruft. Als tödliche Dosis gilt ein Milligramm pro Kilogramm Körpergewicht. In der über den Zigarettenrauch in den Blutkreislauf aufgenommenen Dosierung (0,1 bis 0,4 mg pro Zigarette) hat es vielfältige Effekte auf die Organe und Organsysteme, den Metabolismus und das zentrale Nervensystem. Es überwindet rasch die Blut-Hirn-Schranke und wirkt wie Acetylcholin auf die Rezeptoren des parasympathischen Nervensystems. Die Anregung der Rezeptoren führt zu einem Anstieg von Neurotransmittern, u. a. Noradrenalin und Dopamin. Beim Nikotinabbau im Körper entsteht Nikotinsäure, ein Vita-

Nikotin ist eine psychotrope Droge

10

min des Vitamin-B-Komplexes, das gefäßerweiternd wirkt und die psychomotorische Leistungsfähigkeit erhöht. Nikotin hat die pharmakologischen Eigenschaften einer Droge, die eine Abhängigkeit hervorrufen kann. Für den Raucher besitzt das mit der Zigarette verabreichte Nikotin eine hohe Verstärkerqualität. Er erzielt durch das Rauchen eine Reihe wünschenswerter Effekte auf den Körper und insbesondere die Psyche (vgl. Tab. 3).

Tabelle 3:
Wirkung des Nikotins

	Körperliche Wirkung	Psychische Wirkung
Zunahme	– Herz- und Atemfrequenz – Blutdruck – Stoffwechsel	– Aufmerksamkeit – Psychomotorische Leistung – Stresstoleranz
Abnahme	– Durchblutung – Hungergefühl – Spannung	– Aggressivität – Nervosität – Angst – Depressivität

Nikotin hat akute Folgen für Herz und Kreislauf (Herzschlagfrequenzzunahme, Blutdruckanstieg, Abnahme der Hautdurchblutung und der Hauttemperatur). Auf der körperlichen Seite werden von den Rauchern die Reduktion des Hungergefühls und die Kontrolle des Körpergewichts geschätzt. Die psychische Wirkung des Nikotins ist gekennzeichnet durch ein bivalentes Wirkspektrum, d. h. das Rauchen vermittelt dem Raucher entweder einen beruhigenden und entspannenden Effekt, oder es wirkt konzentrationsfördernd und anregend. Aufmerksamkeit und Leistungsfähigkeit werden verbessert; Nervosität, Ängstlichkeit und negative Stimmungen werden reduziert. Tatsächlich empfindet ein Raucher diese Effekte nach dem Rauchen einer Zigarette. Vieles spricht jedoch dafür, dass bei gewohnheitsmäßigen Rauchern durch das Rauchen lediglich eine durch den Nikotinmangel bewirkte verminderte Leistungsfähigkeit und psychische Befindlichkeit kompensiert wird (siehe Kapitel 2).

Nikotin hat ein bivalentes Wirkspektrum

1.4 Gesundheitliche Schäden durch das Rauchen

Die gesundheitlichen Schäden durch das Rauchen werden nicht vom Nikotin, sondern durch zahlreiche andere Stoffe verursacht, die beim Verbrennen einer Zigarette freigesetzt werden. Epidemiologische Studien belegen die vielfältigen gesundheitlichen Risiken des Rauchens, die durch Laborbefunde zu den Wirkmechanismen auf molekularer und zellulärer Ebene gestützt werden. Rauchen schädigt fast alle menschlichen Organsysteme.

Die gesundheitlichen Schäden werden durch die Verbrennungsprodukte verursacht

11

Es reduziert die physische Gesundheit generell, beschleunigt den Alterungsprozess auf zellulärer Ebene, erhöht das Erkrankungsrisiko, verursacht und fördert somit viele Erkrankungen, insbesondere Krebserkrankungen, Erkrankungen des Herz-Kreislaufsystems und Erkrankungen der Atmungsorgane. Weiterhin hat das Rauchen negative Effekte auf die Fruchtbarkeit, Schwangerschaft und Geburt sowie auf einzelne Erkrankungen des Skelettsystems und des Verdauungstrakts und wirkt sich negativ auf die Genesung aus (z. B. bei der Wundheilung nach operativen Eingriffen) (vgl. Tab. 4).

Tabelle 4:
Krankheiten und gesundheitliche Schäden, die durch Rauchen verursacht werden können
(U. S. Department of Health and Human Services, 2004)

Krebsarten	Kardiovaskuläre Erkrankungen	Respiratorische Erkrankungen	Respiratorische Effekte in Kindheit und Jugend
– Lungenkrebs – Mundhöhlenkrebs – Speiseröhrenkrebs – Zungenkrebs – Kehlkopfkrebs – Leukämie – Blasenkrebs – Gebärmutterhalskrebs – Nierenkrebs – Pankreaskrebs – Magenkrebs – Darmkrebs	– Arteriosklerose – Koronarerkrankungen – Schlaganfall – Herzinfarkt – Verschluss der Beinarterien – Aortenaneurysma des Abdomens	– Chronisch obstruktive Erkrankungen der Atemwege (COPD) – akute respiratorische Erkrankung – Pneumonie	– Reduktion der Lungenfunktion – verzögertes Lungenwachstum

Das Erkrankungs- und Sterberisiko ist im Wesentlichen von der Anzahl der täglich gerauchten Zigaretten abhängig, deren Nikotin- und Teergehalt ist dabei weniger bedeutsam. Zwischen Krebserkrankungen und der Anzahl der gerauchten Zigaretten besteht ein linearer Zusammenhang, je mehr Zigaretten geraucht werden desto größer ist das Erkrankungsrisiko. Das Risiko einer Herz-Kreislauferkrankung, welches hauptsächlich durch das Kohlenmonoxid im Blut und die damit verbundene schlechtere Versorgung des Körpers mit Sauerstoff verursacht wird, besteht bereits bei wenigen täglich gerauchten Zigaretten und vergrößert sich durch eine größere Anzahl gerauchter Zigaretten nur unwesentlich.

Jeder 2. Raucher stirbt an einer durch das Rauchen ausgelösten Erkrankung

In gut kontrollierten Langzeitstudien konnte nachgewiesen werden, dass das Risiko eines Rauchers, an den Folgen einer durch das Rauchen verursachten Krankheit zu sterben, bei ca. 50 % liegt (Doll, Peto, Boreham & Sutherland, 2005). Jeder zweite Raucher stirbt an einer durch das Rauchen ausgelösten Erkrankung. Die rauchbedingten Erkrankungen treten verstärkt

12

ab dem 50. Lebensjahr, also nach 30 bis 40 Raucherjahren auf. Das Erkrankungs- und Sterberisiko nimmt für Raucher ab diesem Alter exponentiell zu. 58 % der Raucher, im Gegensatz zu 81 % der Nichtraucher, werden älter als 70 Jahre. Im Durchschnittlich verliert ein Raucher acht Jahre seines Lebens (Peto, Lopez, Boreham et al., 1996).

Beim Vorhandensein anderer Risikofaktoren vervielfacht sich das Erkrankungs- bzw. Sterberisiko durch das Rauchen (vgl. Deutsches Krebsforschungszentrum, 2005a). Das relative Krebsrisiko erhöht sich bei starkem Tabak- und Alkoholkonsum etwa um das 2,5-fache, beim Speiseröhrenkrebs sogar um das 40-fache. Rauchen vervielfacht das Risiko eines Schlaganfalls oder Herzinfarkts, wenn bereits ein erhöhter Blutdruck oder ungünstige Cholesterinwerte vorliegen. Inzidenz als auch die Progredienz eines Diabetes mellitus Typ 2 werden durch Rauchen erhöht.

Durch einen Rauchstopp ist es möglich, das Erkrankungs- und Sterberisiko deutlich zu reduzieren. Unabhängig vom Alter, in dem das Rauchen eingestellt wird, und von der Rauchgeschichte hat das Aufhören sowohl unmittelbare als auch langfristige Vorteile: Das Risiko einer durch das Rauchen verursachten Erkrankung verringert sich und die Gesundheit insgesamt verbessert sich. Der gesundheitliche Nutzen des Aufhörens ist desto größer, je früher das Rauchen eingestellt wird bzw. je kürzer der Rauchzeitraum ist. Bei einem vollständigen Rauchstopp vor dem 35. Lebensjahr kann man davon ausgehen, dass sich das Erkrankungs- und Sterberisiko nur unwesentlich von einem Nie-Raucher unterscheidet (Doll et al., 2005).

Ein Rauchstopp lohnt sich zu jeder Zeit

Der folgende Kasten stellt eine Auflistung der American Cancer Society vor, die einen Überblick über die Zeiträume vermittelt, in denen die körperliche Erholung erfolgt.

Körperliche Veränderungen nach Beendigung des Rauchens

1. *Nach 20 Minuten:* Puls und Blutdruck sinken auf normale Werte. Die Körpertemperatur in Händen und Füßen steigt auf die normale Höhe.
2. *Nach 8 Stunden:* Der Kohlenmonoxydspiegel im Blut sinkt, der Sauerstoffspiegel steigt auf normale Höhe.
3. *Nach 24 Stunden:* Das Risiko, einen Herzinfarkt zu bekommen, geht zurück.
4. *Nach 48 Stunden:* Die Nervenenden beginnen mit der Regeneration. Geruchs- und Geschmacksorgane verfeinern sich. Sie können wieder besser riechen und schmecken.
5. *Nach 2 Wochen bis 3 Monaten:* Der Kreislauf stabilisiert sich. Die Lungenfunktion verbessert sich.
6. *Nach 1 bis 9 Monaten:* Hustenanfälle, Verstopfung der Nasennebenhöhlen und Kurzatmigkeit gehen zurück. Die Lunge wird allmählich gereinigt, indem Schleim abgebaut wird. Die Infektionsgefahr verringert sich.

7. *Nach 1 Jahr:* Das Risiko, dass der Herzmuskel mit zu wenig Sauerstoff versorgt wird, ist nur noch halb so groß wie bei einem Raucher.
8. *Nach 5 Jahren:* Das Risiko, an Lungenkrebs zu sterben, ist um 50 % gesunken. Das Risiko, andere Krebsarten zu bekommen (z. B. Mundhöhle, Luft- und Speiseröhre, Harnblase, Nieren), ist nur noch halb so groß wie bei einem Raucher und sinkt in den folgenden Jahren weiter. Das Herzinfarktrisiko sinkt in einem Zeitraum zwischen 5 und 15 Jahren auf das eines Nichtrauchers.
9. *Nach 10 Jahren:* Das Lungenkrebsrisiko ist kaum noch höher als bei einem Nichtraucher.
10. *Nach 15 Jahren:* Das Risiko einer Koronarinsuffizienz ist nicht mehr höher als bei einem lebenslangen Nichtraucher.

Tabakrauch ist ein Umweltgift

Ein Raucher atmet ein Viertel des gesamten Rauches einer Zigarette selbst ein und wieder aus, während drei Viertel als Nebenstromrauch (s. Kap. 1.3) direkt in die Raumluft verglimmen. Der Rauch einer Zigarette schädigt somit nicht nur den aktiven Raucher, sondern auch passiv rauchende Personen, die den Zigarettenrauch über die Raumluft einatmen. Das Ausmaß der Schädigung ist abhängig vom Grad der Exposition. In Deutschland sterben jährlich mindestens 3.300 Menschen an den Folgen des Passivrauchens (Deutsches Krebsforschungszentrum, 2005b). Besonders gefährdet sind ungeborene Kinder, sich in der Wachstumsphase befindende Säuglinge und Kleinkinder, körperlich schwache oder allgemein geschwächte Menschen und chronisch Kranke. Passivrauchen verursacht Krankheiten, die auch beim aktiven Rauchen ausgelöst werden (Atemwegserkrankungen, Krebserkrankungen, Herz-Kreislauferkrankungen). Das Risiko eines plötzlichen Kindstods ist bei einer Belastung durch Tabakrauch um das 2- bis 3-fache erhöht.

1.5 Verlauf und Prognose

1.5.1 Einstiegsprozesse

Der Einstieg erfolgt über Modelllernen und soziale Verstärkung

Über zwei Drittel der Jugendlichen probieren Zigaretten. Insbesondere beim Einstieg ins Rauchen, der während der Pubertät zwischen dem 11. und 15. Lebensjahr beginnt, finden sich überwiegend soziale Aspekte, die den Griff zur Zigarette motivieren. Beim Erwerb der mit dem Rauchen verbundenen Verhaltensmuster spielen Modelllernen und positive soziale Verstärkung eine wichtige Rolle. Das Rauchen erfüllt Funktionen wie Befriedigung von Neugierde und Identitätsentwicklung im Sinne der Abgrenzung von bestimmten Normen der Erwachsenenwelt und dem Zugehörigkeitsgefühl zur Peergroup. Die Anzahl rauchender Freunde korreliert hoch mit dem Rauchverhalten eines Jugendlichen. Rauchende Freunde in der Peergroup verleiten einerseits zum Rauchen, andererseits suchen sich rauchende Ju-

14

gendliche Freunde mit ähnlichen Verhaltensweisen, also ebenfalls rauchende Jugendliche. Rauchverhalten tritt zunächst fast nur in Situationen auf, in denen eine entsprechende Verstärkung zum Beispiel durch andere Gruppenmitglieder erwartet wird.

Bei vielen Jugendlichen bleibt es beim Probieren einer oder weniger Zigaretten. Ob jemand zum gewohnheitsmäßigen, regelmäßigen oder abhängigen Raucher wird, hängt von biologischen, psychologischen und sozialen Einflüssen ab. Wenn das Erleben von kurzfristigen aversiven Konsequenzen wie Übelkeit oder Kreislaufschwäche sehr ausgeprägt ist, kann dies einen weiteren Konsum verhindern. Ob das Rauchen als lustvoll erlebt und somit zu einem Verstärker wird, der das Fortsetzen des Rauchens wahrscheinlicher macht, hängt von der Metabolisierung des Nikotins im Hirnstoffwechsel ab. Diese wiederum beeinflusst auch die Anzahl der pro Tag gerauchten Zigaretten und die Entwicklung einer körperlichen Abhängigkeit. Eine Tabakabhängigkeit kann sich sehr schnell entwickeln. Erste Anzeichen einer Abhängigkeit treten bereits innerhalb von wenigen Tagen und Wochen nach Beginn des gelegentlichen Konsums auf (DiFranza, Rigotti, Mc Neihl et al., 2000).

Eine Tabakabhängigkeit kann sich sehr schnell entwickeln

Bei der Entwicklung eines gewohnheitsmäßigen und regelmäßigen Rauchverhaltens spielt die positive psychotrope Wirkung des Tabaks bzw. Nikotins eine wichtige Rolle. Der regelmäßige Raucher hat gelernt, das bivalente Wirkspektrum, also die anregende und beruhigende Wirkung des Rauchens beziehungsweise des Nikotin als wichtigen Verstärker zu nutzen.

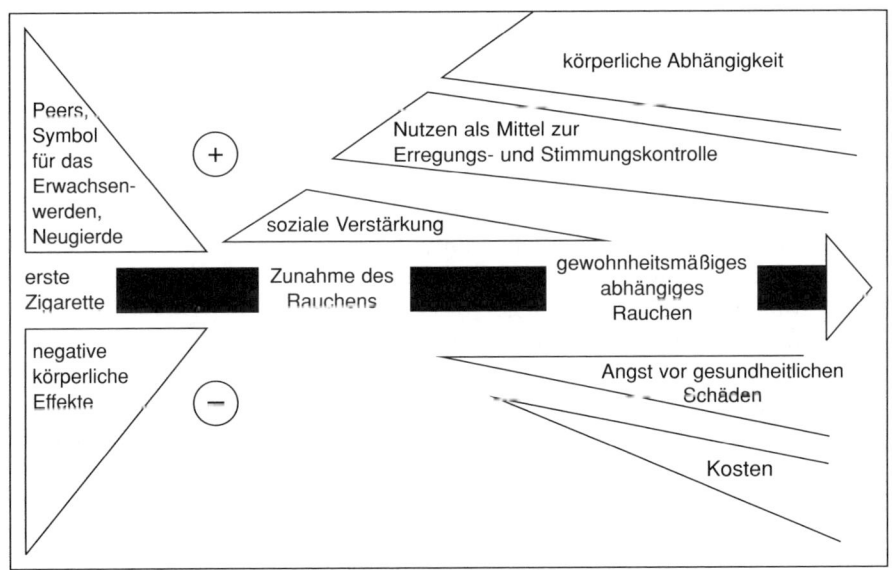

Abbildung 2:
Einflussfaktoren bei der Entwicklung der Tabakabhängigkeit
(nach Wetterer & von Troschke, 1986)

15

Die positiven sozialen Folgen des Rauchens treten mit zunehmender Konsumdauer in den Hintergrund. Das Rauchen ist zu diesem Zeitpunkt noch nicht stabil, das heißt Phasen mit stärkerem und schwächerem Konsum lösen sich ab. Raucher versuchen meist erfolglos, den Konsum zu kontrollieren oder zu beenden, da die Nachteile und Kostenaspekte des Rauchens zunehmend realisiert werden.

Das zur individuellen Affektregulierung eingesetzte Rauchen verselbstständigt sich im Laufe der Zeit und wird zum Gewohnheitsrauchen mit stabilen Rauchmustern und körperlich wie psychischer Abhängigkeit. Beim abhängigen Rauchern steht das Rauchverhalten unter negativer Kontrolle. Der vermeintlich positive Affekt wird durch das Rauchen selbst produziert, indem durch das Rauchen Entzugserscheinungen vermieden oder überwunden werden, die das Rauchen selbst verursacht. Raucher glauben jedoch weiterhin an die subjektiv positiv erlebten Konsequenzen des Rauchens.

Bei abhängigen Rauchern steht der Konsum unter negativer Kontrolle

1.5.2 Motivationsphasen

Raucher können sich in verschiedenen Motivationsstadien befinden

Zur Beschreibung des Verlaufs der Tabakabhängigkeit kann das Modell der Veränderungsphasen von Prochaska und DiClemente (1983) genutzt werden. Raucher durchlaufen demnach verschiedene Phasen, die durch eine unterschiedliche Zufriedenheit mit dem eigenen Rauchverhalten und unterschiedliche Motivation, weiter zu rauchen oder das Rauchverhalten zu ändern, gekennzeichnet sind:

– *Stabiles Rauchen (Praecontemplation)*. In dieser Phase hat der Raucher kein Interesse, mit dem Rauchen aufzuhören. Er sieht keine Gründe, sich mit seinem Rauchverhalten zu beschäftigen und hat möglicherweise keine Hoffnung, etwas an seinem Rauchverhalten zu ändern.

– *Absichtsbildung (Contemplation)*. In dieser Phase besteht eine Unzufriedenheit mit den eigenen Rauchgewohnheiten. Der Raucher ist dissonant, er setzt sich mit seinem Rauchverhalten kritisch auseinander und zieht in Erwägung, mit dem Rauchen aufzuhören, jedoch ohne eine konkrete Veränderungsbereitschaft. Dabei ist noch unklar, ob, wann und wie er das Rauchen beenden möchte.

– *Handlung (Action)*. Personen in der Handlungs- bzw. Änderungsphase haben den festen Vorsatz, in Kürze das Rauchen zu beenden. Eine Entscheidung ist getroffen. Sie haben einen bestimmten Termin festgelegt, an dem sie aufhören wollen, und planen den Rauchstopp. Etwa die Hälfte aller Raucher kennt diese Phase, denn sie haben mindestens einmal ernsthaft versucht, mit dem Rauchen aufzuhören.

– *Aufrechterhaltung (Maintenance)*. In dieser Phase hat der Raucher mit dem Rauchen aufgehört. Statistisch gesehen ist die Rückfallwahrscheinlichkeit in der definitionsgemäß sechs Monate dauernden Phase noch sehr hoch. Die Rückfallwahrscheinlichkeit bei selbst initiierten Aufhörversuchen liegt bei etwa 95 %. Ein meist durch Stresssituationen oder

Craving ausgelöster Rückfall ist somit der Regelfall. Rückfällige Raucher wechseln zurück in eine frühere Phase, um ggf. später wieder die Handlungsphase zu erreichen.

1.5.3 Ausstiegsprozesse

Tabakabhängigkeit ist eine chronische Erkrankung und der Weg zur Rauchfreiheit ist ein langer Prozess. Die meisten Raucher hören mit dem Rauchen wieder auf. In der Bevölkerung gibt es ab dem 50. Lebensjahr mehr ehemalige Raucher als Raucher. Über die Hälfte aller Personen, die jemals geraucht haben, haben bis zu diesem Zeitpunkt aufgehört (Thamm & Lampert, 2006). Bis zum 40. Lebensjahr besteht bei Frauen eine höhere Wahrscheinlichkeit mit dem Rauchen aufzuhören, was auf Schwangerschaft und Mutterschaft zurückzuführen ist, während ab dem 40. Lebensjahr mehr Männer als Frauen erfolgreich das Rauchen aufgeben.

Etwa 20 bis 30 % aller Raucher versuchen jährlich aufzuhören. Meist sind individuell bedeutsame Auslöser (Gesundheitsschäden, Angst vor Gesundheitsschäden, Beeinträchtigung der Leistungsfähigkeit oder der Gesundheit, sozialer Druck, finanzielle Belastung) oder gesellschaftliche Veränderungen (Ächtung des Konsums, Kostensteigerung, Einschränkung der Verfügbarkeit oder der Konsumorte) Auslöser für Aufhörversuche. Nur 3 bis 7 % aller Aufhörversuche sind erfolgreich. Etwa 95 % der selbst initiierten Aufhörversuche enden mit einem Rückfall. Die Rückfallwahrscheinlichkeit ist in den ersten Tagen nach dem Rauchstopp am höchsten. Das Rückfallrisiko verringert sich mit der Zeit, bleibt jedoch lebenslang bestehen. Stress, Craving und Rückfall in alte Gewohnheiten werden als die häufigsten Rückfallgründe genannt.

Weniger als 10 % aller selbst initiierten Aufhörversuche sind erfolgreich

Etwa 80 % der ehemaligen Raucher haben aufgehört, ohne fremde Hilfe in Anspruch zu nehmen. Die Zahl der Raucher, die eine professionelle Hilfe bei einem Aufhörversuch in Anspruch nehmen, ist mit 1 bis 2 % bisher äußerst gering. Entsprechend gering ist der Prozentsatz derjenigen Raucher, die mit professioneller Hilfe aufgehört haben.

1.6 Komorbidität

1.6.1 Rauchen und psychische Störungen

Raucher haben häufiger eine psychische Störung als Nichtraucher. Eine sehr hohe Komorbidität von etwa 80 % findet man bei schizophrenen Patienten, die zudem sehr stark rauchen (eine Konsummenge von über 60 Zigaretten ist keine Seltenheit) und einen hohen Abhängigkeitsgrad aufweisen. Ähnlich hohe Werte erreichen depressive Patienten, die stationär in einer Psychiatrie behandelt werden. Für die schizophrenen und depressiven Patienten bedeutet das Rauchen eine Erleichterung ihrer Beschwerden. Die Zigarette wird selbstmedikativ eingesetzt. Das Rauchen verringert Angst, regt geistig an, verbessert die Konzentration und hat eine antidepressive Wirkung. Bei der Behandlung mit Neuroleptika verringert beziehungsweise verhindert das Nikotin unerwünschte extrapyramidale Nebenwirkungen wie Muskelstarre und Zittern.

Unter Personen mit einer Aufmerksamkeitsdefizit-Hyperaktivitätsstörung (ADHS) befinden sich deutlich mehr Raucher als im Bevölkerungsdurchschnitt. Je mehr ADHS-Symptome vorhanden sind, desto wahrscheinlicher wird es, dass der Betroffene raucht. Dabei erhöhen die Aufmerksamkeitsdefizitssymptome das Risiko stärker als die Hyperaktivität. Die Betroffenen können im Sinne einer Selbstmedikation durch das Nikotin ihre Aufmerksamkeitsdefizite kompensieren bzw. besser regulieren.

1.6.2 Rauchen und andere psychotrop wirkende Substanzen

Tabak- und Alkoholkonsum hängen eng zusammen

Nikotin gilt als Einstiegsdroge für alle psychoaktiven Substanzen, denn das Rauchen bahnt den Konsum weiterer psychoaktiver Substanzen. In der Regel wird das Nikotin nicht durch die anderen Substanzen ersetzt, sondern diese werden zusätzlich konsumiert. Auch nach einer Abstinenz von diesen Substanzen wird der Tabakkonsum beibehalten.

Zwischen Alkoholkonsum und Rauchen besteht eine enge Beziehung

- Starke Raucher haben einen höheren Alkoholkonsum als schwache Raucher oder Nichtraucher.
- Tabakkonsum ist bei starken Alkoholkonsumenten höher als bei schwachen Alkoholkonsumenten oder abstinenten Personen.
- 80 bis 90 % der Menschen mit einer diagnostizierten Alkoholabhängigkeit sind Raucher.
- Alkohol und Nikotin wirken synergetisch auf das Belohnungszentrum im Gehirn, weil sich ihre Wirkung gegenseitig verstärkt (cross reinforcement).
- Der Konsum der einen Droge wird durch den Konsum der anderen positiv verstärkt und gewährleistet damit die Aufrechterhaltung des gleichzeitigen Konsums.
- Beide Substanzen erhöhen die Toleranz der jeweiligen anderen und bewirken damit den stärkeren Konsum dieser Droge, um die gleiche Wirkung weiterhin erzielen zu können (Cross tolerance).

18

- Eine Erhöhung des Alkoholkonsums geht mit einem erhöhten Nikotinkonsum einher.
- Die negativen Effekte des Alkohols können durch Tabak ausgeglichen werden.
- Alkoholabhängige tendieren dazu, nach dem Alkoholentzug mehr zu rauchen.
- Für den abstinenten Raucher stellt Alkoholkonsum eine starke Risikosituation dar.
- Alkoholkonsum ist ein negativer Prädiktor für den Abstinenzerfolg bei der Tabakentwöhnung.

Erklärt werden kann das gekoppelte Auftreten von Alkohol- und Nikotinkonsum auch durch ein spezielles Konditionierungsmuster. Da beide Drogen legal und gesellschaftlich weitestgehend akzeptiert sind, findet der Gebrauch oft an identischen Konsumorten wie etwas Gaststätten statt. Nikotin- und Alkoholkonsum geschieht dort gleichzeitig und wird somit zum gegenseitigen Auslöser: Alkohol wird zum konditionierten Stimulus für das Anzünden einer Zigarette, was umgekehrt Stimulus für weiteren Alkoholkonsum wird.

Konsumenten und Abhängige von illegalen psychoaktiven Substanzen wie Cannabis, Amphetaminen, Opioiden, Kokain und Heroin sind in der Mehrzahl Raucher. Häufig liegt ein polytoxischer Gebrauch vor. Unter Opiatabhängigen liegt die Raucherprävalenz bei über 90 %. Die Erklärung für das gemeinsame Auftreten des Konsums der verschiedenen psychoaktiven Substanzen entspricht den für den Zusammenhang von Tabak- und Alkoholkonsum aufgezeichneten Mechanismen.

2 Störungstheorien und -modelle

Der Anspruch an ein umfassendes Störungsmodell der Tabakabhängigkeit besteht darin, dass es erklären kann, wie eine Person zum Raucher wird, warum einige Erstkonsumenten zu Rauchern werden, und andere nicht, warum es Gelegenheitsraucher gibt, warum es Raucher gibt, die trotz erheblicher gesundheitlicher Schäden nicht aufhören können, und warum einige Raucher relativ leicht aufhören können und andere unter starken physischen oder psychischen Entzugserscheinungen leiden. Im besten Fall ließe sich aus diesem Störungsmodell das Rational der Behandlung schlüssig ableiten und würde Hinweise für Indikationsstellungen in der Behandlung geben.

Es existiert kein umfassendes Erklärungsmodell der Tabakabhängigkeit

19

Für die Beantwortung dieser Fragen bedarf es eines detaillierten Wissens der komplexen Interaktion biologischer, psychologischer und sozialer Faktoren des Rauchens. Obwohl sich in den letzten Jahren in der Erforschung der neurobiochemischen und behavioralen Mechanismen der Nikotinwirkung große Fortschritte erzielen ließen, ist man von einer umfassenden biopsychosozialen Störungstheorie weit entfernt. Die im Folgenden dargestellten Erklärungsmodelle zur Entstehung, Aufrechterhaltung und Veränderung des Rauchens erklären das Phänomen Rauchen aus unterschiedlichen Perspektiven und ergänzen sich somit gegenseitig.

2.1 Operante Konditionierung

Rauchen wird positiv und negativ verstärkt

Anerkennung und Zugehörigkeitsgefühl als positive soziale Verstärker durch Gleichaltrige spielen beim Aufbau des Rauchverhaltens eine entscheidende Rolle. Die Identifikation mit positiven rauchenden Modellen wertet den jugendlichen Raucher auf, was bei einem in der Pubertät häufig schwankenden Selbstwert besonders verstärkend wirkt. Die positiven Konsequenzen aus der Umwelt konkurrieren zunächst mit negativen körperlichen Rauchfolgen wie Übelkeit und Kreislaufschwäche, wie sie die meisten Raucher anfänglich verspüren. Die negativen Körperreaktionen lassen sich jedoch bei wiederholtem Rauchen in kurzer Zeit überwinden und verlieren ihren Charakter als Bestrafungsreiz, der ein wiederholtes Rauchen verhindern könnte. Das Verhalten stabilisiert sich durch soziale Verstärkung. Beim regelmäßigen und abhängigen Rauchen sind sowohl positive wie negative Verstärkungsmechanismen wirksam (vgl. Tab. 5). Die zentralnervöse biologische Wirkung der Nikotinzufuhr im Gehirn wird subjektiv als Lustempfinden, Glücksgefühl und Entspannung erlebt: Das Rauchen macht Spaß. Das Ritual des Rauchens, bei dem die Zigarette angezündet, inhaliert und in einer bestimmten Weise gehalten wird, wirkt als solches

Tabelle 5:
Negative und Positive Konsequenzen des Rauchens

Negative Konsequenzen	Positive Konsequenzen
– (kurzfristige) Unlustgefühle – unangenehmer Geruch – finanzielle Kosten – sozialer Druck (Sanktionen, Ablehnung Ächtung) – mangelnde körperliche Fitness – Gesundheitsschäden – Gefühl des Kontrollverlustes der Abhängigkeit	– Selbstdarstellung durch das Rauchen – Identitätsbildung durch das Ritual – soziale Anerkennung – Kontaktaufnahme/zwischenmenschliche Beziehungen – Strukturierung von Zeit- und Handlungsabläufen – Bewältigung von psychosozialen Spannungen – Genuss, Stimulation

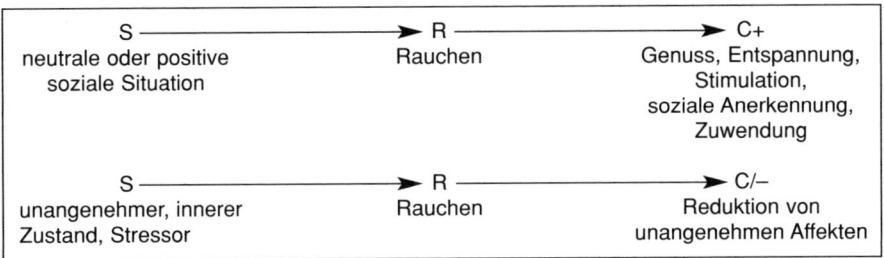

Abbildung 3:
Positive Verstärkung und negative Verstärkung

verstärkend, kann aber durch das Einhalten bestimmter Gruppennormen noch weiter mit dem Gefühl der Gruppenzugehörigkeit verstärkt werden.

Bei der Aufrechterhaltung des Rauchens gerät das Verhalten zunehmend unter negative Kontrolle. Im Sinne der negativen Verstärkung werden unangenehme Körper- oder Gefühlszustände, die durch Entzugserscheinungen hervorgerufen werden, reduziert (s. Abb. 3). Raucher regulieren negative psychische oder somatische Reaktionen, die sie durch das Rauchen selbst erzeugen. Entzugserscheinungen bzw. die Angst vor diesen werden durch das Rauchen vermieden. Gefühle wie Niedergeschlagenheit, Frustration und Langeweile lassen nach oder verringern sich. Subjektiv empfindet der Raucher sich nach einer Zigarette wacher, leistungsfähiger, belastbarer, ausgeglichener und ruhiger. Mittel- und langfristige Konsequenzen des Rauchens sind durchweg negativ. Unruhe und eine stärkere Stressempfindlichkeit treten nach dem Abflauen der Nikotinwirkung auf. Leistungsfähigkeit und Gesundheit werden beeinträchtigt. Das erneute Rauchen dient der Überwindung und Vermeidung negativer Empfindungen, die durch das Rauchen selbst verursacht werden. Dieser Mechanismus lässt sich als Teufelskreismodell des Rauchens darstellen (vgl. Abb. 4).

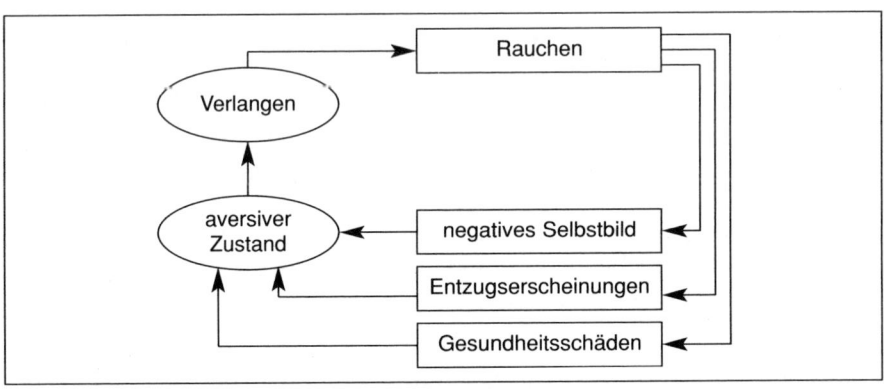

Abbildung 4:
Teufelskreismodell des Rauchens (modifiziert nach Lindenmeyer, 1997, S. 23)

21

Im Fokus des Modells der *Selbstmedikation* steht die Vermeidung aversiver emotionaler und körperlichen Konsequenzen. Es bietet ein psychologisches Krankheitsmodell, welches insbesondere die zielgerichteten und intentionalen Aspekte des Rauchens betrachtet. Durch die Nikotinzufuhr kann der Raucher unangenehme Gefühlszustände wie Ärger, Angst oder depressive Verstimmungen selbst regulieren, Langeweile überwinden und Aufmerksamkeit und Konzentration aktivieren. Eine Verbesserung des Sozialkontakts durch die Reduktion sozialer Ängste stellt einen weiteren positiven Aspekt dar. Weitere erwünschte Effekte des Rauchens im Sinne der Selbstmedikation sind die Überwindung bereits bestehender psychischer Probleme wie z. B. depressive Verstimmungen oder Ängste. Außerdem werden durch das Rauchen unangenehme Nebenwirkungen von Psychopharmaka reduziert, Hungergefühle und Appetit werden gestillt und nachfolgend kann das Körpergewicht leichter kontrolliert werden. Für den jeweiligen Einzelfall muss in der Diagnostik herausgearbeitet werden, ob durch das Rauchen ein bereits zuvor bestehender oder ein durch das Rauchen verursachter negativer Zustand bewältigt wird.

2.2   Klassische Konditionierung

Bei der Entwicklung eines süchtigen, regelmäßigen Rauchverhaltens spielt die Droge Nikotin die entscheidende Rolle. Sobald sich der Raucher an das Rauchen gewöhnt hat, erfährt er unmittelbar nach dem Inhalieren des Tabakrauchs die zentralnervös wirkende direkte positive Verstärkung durch plötzlich eintretende massive neurobiochemische Veränderungen im mesolimbischen System, die auf eine erhöhte Dopaminverfügbarkeit zurückzuführen ist. Das Nikotin bewirkt auf direktem Weg eine Ausschüttung des Dopamins insbesondere im Nucleus accumbens, der eine Kernstruktur im basalen Vorderhirn ist und im Belohnungssystem eine zentrale Rolle spielt.

Das Dopamin besitzt zwei für die Suchtentwicklung wichtige Funktionen:
1. Das Dopamin aktiviert ein kognitives und motivationales Erwartungssystem. Das bedeutet, es entstehen Vorfreude, ungezielte Lust, Verlangen und Motivation. Die Erwartung richtet sich auf den Konsum, die spezifische Wirkung und die spezifischen Konsequenzen der Substanzwirkung.
2. Die erhöhte Dopaminverfügbarkeit erleichtert das Assoziationslernen. So erlangen Umgebungsreize und innere Stimuli die Eigenschaft, selbst die Vorfreude und somit das Verlangen auszulösen.

Auf Grund der hohen Dopaminverfügbarkeit werden viele mit dem Rauchen assoziierte Stimuli wie z. B. die Zigarette selbst, Gerüche, Tätigkeiten oder Situationen klassisch konditioniert. Diese neutralen Stimuli werden durch die klassische Konditionierung zu Triggern, die eine Aktivierung des Erwartungssystems, also Lust und Vorfreude, auslösen und zuverlässig mit dem weiteren Konsum und der folgenden Wirkung des Nikotins assoziiert sind. Dieser Prozess wird als *cue reactivity* bezeichnet. Der Raucher verspürt bereits bei dem Anblick einer Zigarette, dem konditionierten Stimulus, ein Verlangen (Craving), das erst gestillt wird, wenn er die Zigarette raucht. Mit den bildgebenden Verfahren der Positonenemissionstomographie (PET) lassen sich diese Prozesse gut darstellen. Da durch das Inhalieren des Zigarettenrauchs die das Dopamin stimulierende Reaktion des Nikotins bereits in weniger als zehn Sekunden im Gehirn erfolgt, sind optimale Bedingungen für löschungsresistente Konditionierungen gegeben. Daher verläuft die Abhängigkeitsentwicklung bei Rauchern schneller als bei anderen Konsumformen wie Trinken, Schnupfen oder Injizieren.

Eng verknüpft mit dem Modell der cue reactivity ist das aus Tierversuchen abgeleitete Modell des *Nikotinsuchverhaltens*. Es fokussiert das durch cues ausgelöste, von den Konsequenzen des Verhaltens anscheinend unabhängige Rauchverhalten. Demnach ist Rauchverhalten nicht zielgerichtet. Vielmehr besteht das Rauchen aus einer automatischen Reaktion, einem reflexhaften Griff zur Zigarette. Rauchverhalten wird auch in Situationen ausgelöst, in denen weder biologische noch psychische Bedürfnisse auf-

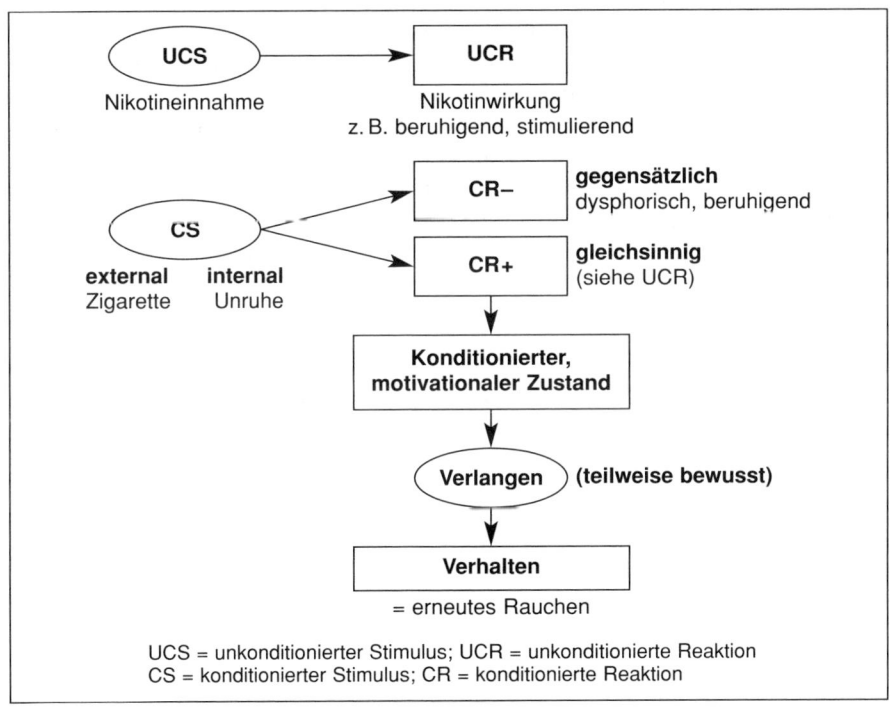

Abbildung 5:
Klassische Konditionierung (nach Grüsser & Thalemann, 2006)

treten. Durch die bereits oben dargestellten Prinzipien der klassischen Konditionierung werden ursprünglich neutrale Reize wie z. B. die Arbeit am Computer, Telefonate, Kaffeetrinken oder Situationen mit rauchspezifischen Signalen wie der Anblick einer frisch angezündeten Zigarette zu konditionierten Auslösereizen für den Wunsch zu rauchen. Die vielfach überlernten und damit fest verwurzelten Assoziationen von Lustempfinden, Kontrolle über Emotionen und Aufmerksamkeitslenkung führen zu den für die Abhängigkeit typischen Verhaltensweisen wie dem zwanghaften Rauchverlangen, der geringen Kontrollfertigkeit über die Zahl der gerauchten Zigaretten und dem anhaltenden Konsum trotz schädlicher Folgen.

2.3 Kognitive Modelle

Kognitive Modelle widmen ihre Aufmerksamkeit der Rolle von Wahrnehmung, Erwartungen, Denk- und Bewertungsprozessen sowie Handlungsplänen bei der Entwicklung und Steuerung des Tabakkonsums.

Dysfunktionale Grundannahmen fördern das Rauchen

Das *kognitive Suchtmodell* von Beck, Wright, Newman & Liese (1997) führt den Drang, das Verlangen und letztlich das Rauchverhalten auf dysfunktionale Grundannahmen des Konsumenten zurück (vgl. Abb. 6). Wenn Raucher sich bei der Bewältigung von unangenehmen Gefühlen auf ihre Zigarette verlassen, entwickeln sie spezifische Suchtgedanken wie: „Ich brauche Zigaretten, um zu funktionieren" oder „Die Zigarette ist mein Helfer in allen Lebenslagen!". Daraus folgt der automatische Gedanke: „Rauch eine Zigarette!", der zu starkem Verlangen führt. Auf das Verlangen hin entsteht ein innerer Druck, dem durch einen erlaubniserteilenden Gedanken („Wenn ich jetzt rauche, geht es mir wieder gut!") und dem anschließenden Konsum nachgegeben wird. Da überdauernde kognitive Strukturen durch Erfahrungen kaum beeinflussbar und veränderungsresistent sind, werden sie nur langsam an neu gelernte Bewältigungsstrategien angepasst.

Der innere Konflikt lässt sich mit der kognitiven Dissonanztheorie beschreiben

Die *Theorie der kognitiven Dissonanz* nach Festinger (1957) erklärt, warum das Rauchen beibehalten wird, obwohl sich die meisten Raucher in einem inneren Konflikt zwischen zwei sich widersprechenden Kognitionen (vgl. Tab. 6) befinden.

Der psychische Zustand der kognitiven Dissonanz mit zwei widersprüchlichen Kognitionen verursacht einen unangenehmen psychischen Spannungszustand. Ein Raucher muss vor sich selbst rechtfertigen, dass er weiter raucht, obwohl er dies am liebsten nie begonnen hätte und diese Gewohnheit gerne wieder aufgeben würde. Dieser Konflikt manifestiert sich im Alltag in vielfältiger Weise: Der Raucher gibt Geld aus für das Rauchen, obwohl er es für andere Dinge dringender bräuchte. Er wünscht sich mehr körperliche Fitness und verringert sie gleichzeitig durch das Rauchen.

24

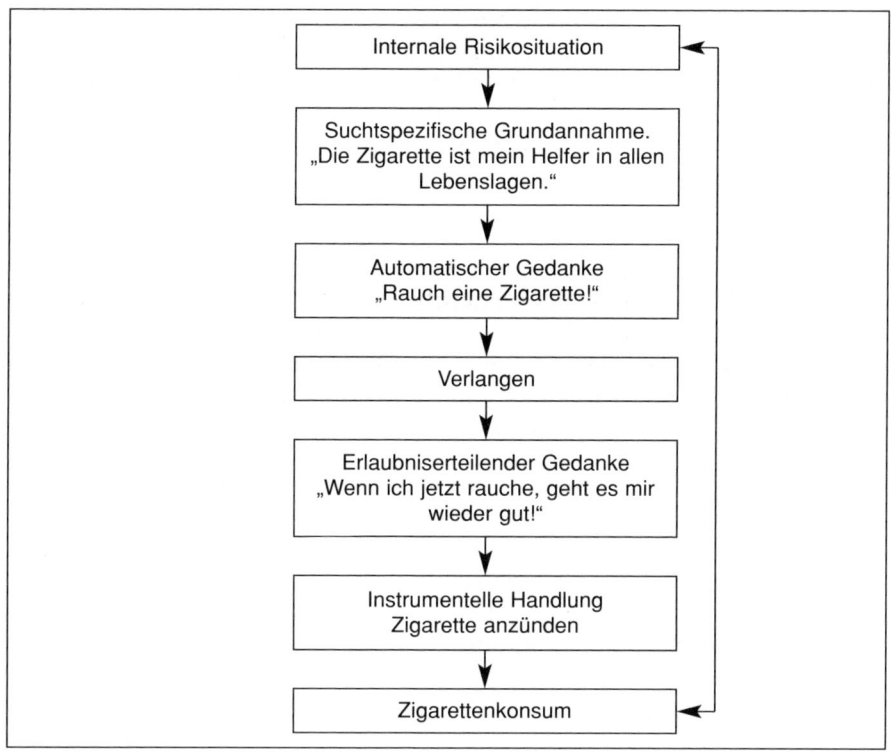

Abbildung 6:
Modell der suchtspezifischen Grundannahmen nach Beck et al. (1997)

Um nicht ständig diesem Druck ausgesetzt zu sein, versucht ein Raucher, den psychischen Zustand der Dissonanz über die Veränderung von Gedanken, Wissen, Emotionen, Verhalten, Werten und Einstellungen zu verändern.

Tabelle 6:
Widerstrebende Gedanken von Rauchern

Gedanken für das rauchfreie Leben	Gedanken gegen das rauchfreie Leben
Wenn ich nicht mehr rauche, ... – wird es mir besser gehen, – werde ich mich körperlich fitter fühlen, – brauche ich weniger Angst vor Krankheit zu haben, – bin ich frei und unabhängig, – werde ich ein gutes Vorbild sein, – kann ich stolz auf mich sein.	Wenn ich nicht mehr rauche, ... – wird es mir schlecht gehen, – werde ich nervös sein, – wird mir ein wichtiger Genuss fehlen, – werde ich an Gewicht zunehmen, – werde ich den alltäglichen Stress nicht mehr aushalten können, – wird mir langweilig sein, – werde ich unzufrieden und unglücklich sein.

In der Regel wird er die positiven Gedanken über das Rauchen überbewerten und seine Gedanken dahingehend ändern, dass sie das Weiterrauchen positiv erscheinen lassen („Ich rauche gern!", „Rauchen ist normal, als Raucher bin ich in guter Gesellschaft!", „Raucher sind geselliger."), oder Gefahren bagatellisieren („Mein Onkel wurde 90 trotz 40 Zigaretten am Tag.", „Sterben müssen alle mal.")

Individuelle Umwelt und öffentliche Meinungsbildung spielen eine wichtige Rolle für die Entwicklung oder Auflösung dieser Dissonanz. Raucher, die das Rauchen im privaten und beruflichen Umfeld als sozial akzeptiert und sozial integrierend erleben, erhalten Unterstützung für die Kognitionen, dass Rauchen normal, attraktiv und positiv ist. Eine Einschränkung der Raucherlaubnis im Betrieb oder Missfallensäußerungen von Familienangehörigen erhöhen die Dissonanz.

Einen erheblichen Einfluss auf eine positive Einstellung gegenüber dem Rauchen übt die Tabakindustrie aus, deren Ziel es ist, möglichst viele Zigaretten zu verkaufen. Mit einem hohen Werbeetat ausgestattet ist sie erfolgreich bestrebt, das positive Image des Rauchers und des Rauchens aufrechtzuerhalten beziehungsweise zu verbessern. In der Werbung werden positive Eigenschaften und positive Lebensgefühle mit dem Rauchen beziehungsweise mit dem Raucher assoziiert. Demnach ist Rauchen inspirierend, sportlich, abenteuerlich, kreativ und sozial.

2.4　Rückfallmodell

Das sozial kognitive Rückfallmodell bildet das Rückfallgeschehen ab

Da über die Hälfte aller Raucher auch bei ernsthaften Abstinenzbemühungen rückfällig wird, nehmen die Modelle zum Rückfallgeschehen eine zentrale Rolle ein. Das auf dem Hintergrund von Banduras Selbstwirksamkeitskonzept (Bandura, 1977) für die Alkoholabhängigkeit entwickelte sozial-kognitive Rückfallmodell von Marlatt und Gordon (1985) bietet auch für das Rauchen wichtige Ansatzpunkte. Vier Bestimmungsstücke eines Rückfallgeschehens werden unterschieden:
- *Unausgewogener Lebensstil und scheinbar unwichtige Entscheidungen:* Ein unausgewogener Lebensstil, der zu einer negativ empfundenen Bilanz zwischen „Sollen" und „Wollen" führt, weckt das Bedürfnis, diesen Zustand durch den Konsum von Zigaretten erträglicher zu machen. Scheinbar unwichtige Entscheidungen, wie z. B. bei der Tankstelle zu tanken, an der man immer seine Zigaretten gekauft hat, begünstigten das Auftreten konkreter Risikosituationen.
- *Risikosituationen:* Risikosituationen sind gekennzeichnet durch unangenehme körperliche Zustände, durch belastende oder unangenehme

Gefühle, zwischenmenschliche Konflikte, Angebote zum Konsum, sozialen Druck, Konsum von Alkohol etc. Die Auftretenswahrscheinlichkeit von Rückfallrisikosituationen wird durch einen unausgewogenen Lebensstil und scheinbar unwichtige Entscheidungen erhöht.
– *Abstinenzzuversicht:* Die Überzeugung eines Rauchers, in einer Risikosituation effektive Bewältigungsfertigkeiten einsetzen zu können, erhöht die Wahrscheinlichkeit, auch unter schwierigen Umständen nicht wieder mit dem Rauchen zu beginnen. Eine geringe, aber auch eine unrealistisch hohe Zuversicht stellt eine ungünstige Bedingung für einen Rückfallverlauf dar.
– *Bewältigungsfertigkeiten:* Die Wahrscheinlichkeit eines Rückfalls in einer Risikosituation hängt von der Verfügbarkeit und dem Einsatz von Bewältigungsfertigkeiten ab.

Unterschieden wird zwischen einem Rückfall (relapse) und einem Vorfall (lapse), bei dem einmalig oder kurzzeitig konsumiert wird und kein Rückfall in alte Verhaltensmuster erfolgt. Kognitive und emotionale Prozesse modulieren den Übergang vom Vorfall zum Rückfall. Sie verhindern, dass erlernte Bewältigungsfertigkeiten eingesetzt werden, und begünstigen einen weiteren Konsum und den Rückfall in früheres Rauchverhalten. Wenn in einer Risikosituation erneut geraucht wird, treten Craving auslösende physiologische Prozesse auf und der Raucher reagiert typischerweise mit einem Absinken seiner Abstinenzzuversicht im Sinne einer Negativspirale, dem so genannten Abstinenzverletzungssyndrom. Negative Gedanken beinhalten eine Erklärung der eigenen Unfähigkeit („Ich bin ein Versager!"), Resignation und Ohnmacht („Nun ist sowieso alles zu spät!") sowie Schuld- und Schamgefühle („Ich schäme mich, weil ich es wieder nicht geschafft habe, weil ich so schwach bin!"). Sie verstärken den negativen Gefühlszustand, der am besten durch weiteren Zigarettenkonsum zu ertragen ist. Die oben beschriebenen kognitiven Modelle von Festinger und Beck et al. können für die Beschreibung des Rückfallgeschehens hinzugezogen werden.

2.5 Integratives Modell der Suchtentstehung

Das populärste biopsychosoziale Modell der Suchtentstehung stellt das Suchtdreieck mit den drei Faktoren Droge, Person und Umfeld dar (Tretter & Müller, 2001; vgl. Abb. 7). In einer Ausdifferenzierung dieses Modells lassen sich die unterschiedlichen Erkenntnisse der Suchttheorien den drei Faktoren zuordnen. Das Entstehen einer Abhängigkeit ist demnach das Ergebnis einer Wechselwirkung von den Merkmalen
– der Person (z. B. genetische Risikofaktoren, Lerngeschichte, Persönlichkeitsmerkmale),

– der Umwelt (z. B. Risikokonstellation in sozialen Umfeld, gesellschaftlicher Kontext),
– der Droge Tabak (z. B. Zubereitung, Wirkgeschwindigkeit, Verfügbarkeit).

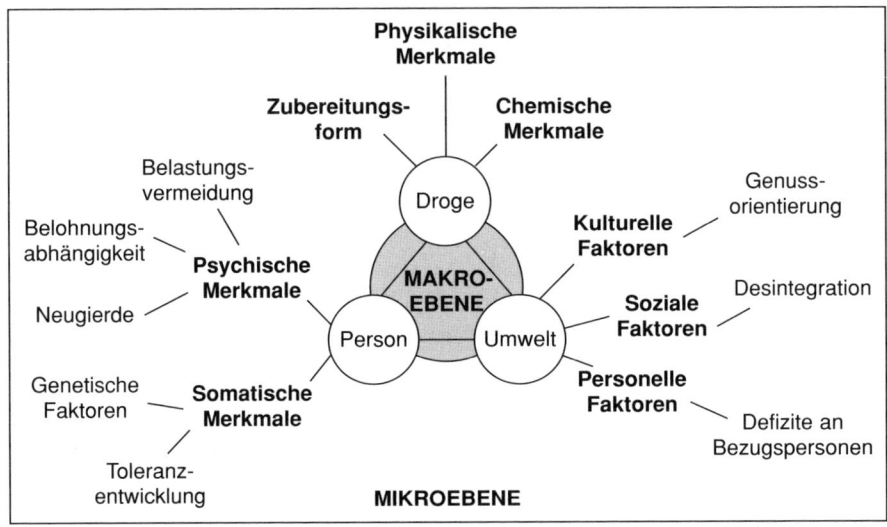

Abbildung 7:
Drei-Faktoren-Modell der Abhängigkeitsentstehung (aus Tretter & Müller, 2001)

3 Diagnostik und Indikation

Raucher sind dissonant

Die meisten Raucher sind dissonant gegenüber ihrem Rauchverhalten, wenn sie eine Beratung aufsuchen. Abhängig vom Nikotin und gewöhnt an die Rituale des Rauchens und in dem Glauben, mit der Zigarette einen Helfer in vielen Lebenssituationen zu haben, wissen sie gleichzeitig, dass sie ihrem Körper mit jeder Zigarette Schaden zufügen. Körperliche Beschwerden, Auseinandersetzungen mit dem Partner oder das unangenehme Gefühl der Abhängigkeit motivieren sie zu einem Versuch, ihr Rauchverhalten zu verändern. Erfolglose Aufhörversuche in der Vergangenheit lassen sie aber auch stark zweifeln, ob es ihnen diesmal gelingen wird, ihr Verhalten zu verändern. Auf diese Ambivalenz muss der Behandler reagieren. Deshalb dient die Diagnostikphase einer Tabakentwöhnungsbehandlung nicht nur der Informationsgewinnung, sondern stellt eine wichtige Motivierungschance für den Behandler dar.

3.1 Erstkontakt

3.1.1 Gesprächsprinzipien für den Erstkontakt

Der Erstkontakt hat neben der Informationserhebung zur Diagnosestellung vor allem das Ziel, den Raucher so zu binden, dass er zum zweiten Gespräch kommt bzw. sich entscheidet, das Behandlungsangebot anzunehmen. Gerade in der oft nur wenige Stunden umfassenden Tabakentwöhnungsbehandlung ist der Erstkontakt die entscheidende Weichenstellung. In diesem Diagnosegespräch muss der Raucher den Eindruck gewinnen, dass er mit seinem Problem an der richtigen Stelle ist und es sich lohnt, zumindest einen weiteren Termin wahrzunehmen. Um dieses Ziel zu erreichen, ist es wichtig, die folgenden Gesprächprinzipien zu berücksichtigen (vgl. auch Karte „Gesprächsprinzipien für den Erstkontakt" im Anhang des Buches).

Der Erstkontakt hat einen hohen Stellenwert

Kompetenz zeigen

Für einen Raucher ist es schwer vorstellbar, dass er das Rauchen aufgibt. Gleichzeitig gibt es eine große Anzahl von Selbsthilfebüchern und viel versprechende Werbung für unterschiedlichste Entwöhnungsmethoden. In der Regel fehlen den Betroffenen aber Kriterien zur Auswahl einer seriösen und zielführenden Methode der Tabakentwöhnung. Dem Behandler muss es daher gelingen, einen kompetenten Eindruck zu vermitteln und seine Vorgehensweise überzeugend darzustellen. Dabei reicht es nicht aus, gutes Fachwissen zu besitzen und die Fragen des Rauchers präzise zu beantworten. Die Kompetenz muss auch aktiv gezeigt werden. Das geschieht beispielsweise durch eingestreute „Vorhersagen". Wenn ein Raucher z. B. berichtet, dass er seit 30 Jahren jeden Tag ca. 40 Zigaretten raucht, kann der Berater auf eine starke Abhängigkeit schließen. Dieses Wissen nutzt er, indem er im Erstgespräch beispielsweise sagt:

Kompetenz aktiv zeigen

> „Vermutlich fällt es Ihnen am schwersten, auf die erste Zigarette am Morgen zu verzichten".

Passt es in den Gesprächsverlauf, kann auch gezielte Informationsvermittlung die Kompetenzzuschreibung erhöhen. So kann der Behandler zum Beispiel darstellen, dass die schädlichen Wirkungen der Zigaretten vor allem durch die Verbrennung des Tabaks mit seinen mehr als 4.000 Stoffen hervorgerufen wird und nicht durch das Nikotin, was viele Menschen fälschlicherweise glauben. Auch die emotionale Seite des Rauchers sollte kompetent angesprochen werden. Dieses Ziel wird erreicht durch Sätze wie:

29

> „Man weiß heute, dass Rauchen nicht nur eine schlechte Angewohnheit ist, sondern eine manifeste Sucht. Das macht es so schwer, sich vorzustellen, dass man damit aufhören kann."

Solche und ähnliche Sätze vermitteln dem Betroffenen, dass er ernst genommen wird und sein Gegenüber etwas von den Schwierigkeiten des Aufhörens versteht.

Viele Raucher befürchten, dass der Behandler sie mit abschreckenden Fotos krebszerfressener Lungen vom weiteren Konsum abhalten möchte. Da man davon ausgehen kann, dass diese Bilder den Raucher bislang nicht dazu motiviert haben, sein Konsumverhalten zu ändern, zeigt der Behandler Kompetenz, indem er diesen Umstand anspricht:

> „Sicher haben Sie schon furchtbare Bilder gesehen von Raucherlungen oder Raucherbeinen. Aber wir wissen heute, dass diese Fotos, die abschreckend wirken sollen, einen langjährigen Raucher höchstens zu der nächsten Zigarette animieren, um sich von den Eindrücken zu erholen. Wir werden uns hier also mit solchen Fotos nicht beschäftigen."

Abgesehen davon, dass der Betroffene sich durch diese Information etwas besser entspannen kann, wird auch das Vertrauen in die Kompetenz des Gegenübers größer.

Dem Raucher ist es häufig wichtig zu wissen, ob der Berater Erfahrungen mit dem Rauchen hat. Besonders hohe Kompetenzen werden Personen zugesprochen, die selbst geraucht haben und erfolgreich Nichtraucher geworden sind. Ein Berater, der auf eigene Raucherfahrung zurückgreifen kann, sollte dies von sich aus mitteilen, allerdings der Gefahr widerstehen, seine persönlichen Erfahrungen mit der Bewältigung seiner Sucht zu verallgemeinern. An passender Stelle kann der Berater eigene, hilfreiche Strategien seiner Entwöhnung berichten, die möglicherweise ein Copingmodell für den Betroffenen darstellen können. Wenn der Berater keine eigenen Raucherfahrungen hat, wird er dies auf Anfrage des Rauchers mitteilen. Gleichzeitig ist es dabei wichtig, seine professionellen Erfahrungen im Bereich Tabakentwöhnung beziehungsweise im Umgang mit Sucht herausstellen. Um einen Raucher erfolgreich bei der Tabakentwöhnung begleiten zu können, ist es zwingend erforderlich, dass der Berater rauchfrei ist, andernfalls verlören er und seine Methode an Glaubwürdigkeit.

Konfrontation vermeiden

Furchtapelle nutzen nichts Jeder erwachsene Raucher weiß um die körperlichen Schädigungen, die er mit seinem jahrelangen Rauchverhalten riskiert. Trotzdem raucht er immer wieder Tag für Tag zahlreiche Zigaretten. Um diese kognitive Dis-

30

sonanz (s. Kap. 2.3) zu vermindern, hat er in der Regel Strategien entwickelt, die ihn den Widerspruch leichter ertragen lassen. Das kann der betagte Onkel sein, der sich trotz 40 Zigaretten am Tag immer noch bester Gesundheit erfreut, oder ein fatalistischer Gedanke, dass wir alle mal sterben müssen. Auch wenn es für den Behandler verführerisch erscheinen mag, solche Einstellungen mit dem Wissen um Statistiken und die Lebensqualität des letzten Lebensjahrzehnts infrage zu stellen oder zu widerlegen, sollte er das im Erstkontakt auf jeden Fall unterlassen, um die Beziehung zum Klienten nicht zu gefährden und Reaktanz zu vermeiden. Demontiert der Behandler die (Schein-)Argumente des Rauchers, gerät dieser in eine Verteidigungsposition und hat kaum mehr die Chance, sich dem Angebot des Behandlers gegenüber aufgeschlossen zu zeigen.

Zuversicht vermitteln

Einem Raucher, der seit vielen Jahren raucht und möglicherweise schon einige, zumindest langfristig erfolglose Aufhörversuche erlebt hat, wird es schwer fallen, an den Erfolg der Behandlung zu glauben. Die Angst zu versagen ist oft hoch und hält davon ab, sich ernsthaft mit dem Aufhören zu beschäftigen. Umso wichtiger ist es, dass der Behandler Zuversicht vermittelt. Das geschieht z. B. dadurch, dass man dem Raucher sagt, dass er mit seinem Problem an der richtigen Stelle ist und es schon viele ehemalige Raucher mit dieser Behandlung geschafft haben, mit dem Rauchen aufzuhören. Konkret könnte der Behandler sagen, dass die Chance einen langfristigen Erfolg zu erzielen mit der Behandlung zehnmal höher ist als im Selbstversuch ohne professionelle Unterstützung. Wichtig ist es, dem Betroffenen zu vermitteln, dass ihm das Problem des Aufhörens zurzeit unlösbar erscheinen mag, dass das aber vor allem daran liegt, dass er den Schlüssel zum Erfolg noch nicht in Händen hält. Man könnte es mit dem folgenden Bespiel illustrieren:

Analogien nutzen

„Sie kennen ja Flaschen für scharfe Reinigungsmittel oder Sprühflaschen für Lacke, die eine Kindersicherung haben. Die Flaschen lassen sich nur öffnen, wenn man gleichzeitig den Deckel herunterdrückt und ihn dreht. Wenn man das weiß, ist es ganz einfach, den Deckel zu entfernen. Kennt man den Trick nicht, dann kann man stundenlang herumprobieren und findet die Lösung nicht. So ist es auch beim Aufhören: es ist schier zum Verzweifeln – man möchte aufhören und versucht es immer wieder, aber irgendwie findet man nicht den richtigen Weg. Das frustriert auf Dauer und man lässt die Finger davon. Man gibt auf. Deshalb ist es sehr, sehr gut, dass Sie hier sind, hier können Sie lernen, den richtigen Weg zu finden, um langfristig das Problem zu lösen."

Ängste relativieren

Die Ängste des Rauchers erkennen

Angst vor Versagen, vor den Entzugserscheinungen, vor schlechter Stimmung oder Gewichtzunahme halten viele Raucher davon ab, einen ernsthaften Aufhörversuch zu wagen. Aufgabe des Behandlers ist es deshalb, diese Ängste anzusprechen, ernst zu nehmen und sie gleichzeitig zu relativieren. Als Strategie empfiehlt sich hier das Entpathologisieren. Für den Betroffenen kann es wichtig sein zu hören, dass seine Ängste normal sind und andere Raucher vor der Behandlung ähnliche Befürchtungen hatten. Gut ist es auch, überzeugende Bilder zu verwenden, die das Überwinden von Ängsten verdeutlichen. So kann der Behandler an die Angst vorm Radfahren erinnern und verdeutlichen, dass durch Zwischenschritte wie Stützräder oder Begleitung durch die Eltern die Ängste überwunden werden können. Statt sich zu fürchten, wird neues Terrain erobert und das erzeugt Stolz.

Schamgefühle erkennen und relativieren

Schamgefühle indirekt ansprechen

Die meisten Raucher schämen sich, da sie es bisher nicht geschafft haben, mit dem Rauchen aufzuhören. Es ist ein Eingeständnis von Schwäche, Hilfe annehmen zu müssen. Während Angstgefühle von dem Betroffenen geäußert werden, werden Schamgefühle der Emotion entsprechend verschwiegen. Der Berater spricht die Schamgefühle keineswegs direkt an. Vielmehr ist es sinnvoll, sie anhand von Beispielen indirekt zu thematisieren. So kann der Berater äußeren:

> „Viele Raucher sehen es als eine Schwäche an, es nicht alleine zu schaffen. Dabei ist es eigentlich ein Zeichen von Stärke und Kompetenz, sich bei bestimmten Fragen Hilfe zu holen. Beim Kauf neuer Joggingschuhe sollte man sich beraten lassen, damit man die richtigen Schuhe für sein Körpergewicht und seine Laufgewohnheiten erhält. Ebenso ist es für viele Menschen selbstverständlich, bei der Anlage von Geld oder der Aufnahme eines Kredits eine Beratung in Anspruch zu nehmen. Im Hinblick auf das Rauchen denken viele Raucher: Eine blöde Angewohnheit wie das Rauchen sollte ich doch alleine in den Griff bekommen. Wie die meisten Menschen übersehen diese Raucher, dass man eine Menge falsch machen kann, wenn man auf eigene Faust probiert, mit dem Rauchen aufzuhören. Sie machen also alles richtig, wenn Sie sich jetzt professionell beraten lassen."

Neugier wecken

Das Thema Rauchen ist für viele Betroffene aversiv. Sie haben oft das Gefühl, die „immer gleiche Leier" von Angehörigen bzw. Ärzten dazu zu hören. Das eigene Rauchverhalten und die beruhigenden Kognitionen sind eingefahren. Die Aufgabe des Behandlers ist nun, in dem Betroffenen Neugier für eine Veränderung zu wecken. Eine für den Raucher verblüffende Strategie ist es, die Vorteile des Rauchens deutlich hervorzuheben. Von einem Behandler, der eine Entwöhnungsbehandlung anbietet, erwartet man nicht einen Satz wie:

Vorteile des Rauchens benennen

„Klar, das Rauchen hat viele Vorteile, sonst würden es ja nicht so viele tun." oder „Ich kann mir gut vorstellen, dass Sie sich besser konzentrieren können, wenn Sie rauchen".

So ein Verstoß gegen die Erwartungen erhöht die Aufmerksamkeit beim Gegenüber und erzeugt Neugier auf weitere Reaktionen. Die erzeugte Haltung kann der Behandler nutzen, um die Neugier auf neue Seiten des bisherigen Rauchverhaltens zu lenken:

„Für Sie ist das Rauchen inzwischen sicher so automatisiert wie das Autofahren. Vielleicht wissen Sie gar nicht mehr bei jeder Zigarette ganz genau, warum Sie sie in dem Augenblick rauchen. Ich würde mich freuen, wenn Sie sich deshalb selbst beobachten würden und bin gespannt, ob Sie etwas Neues über sich erfahren."

Das ist dann die Einleitung zu einer Selbstbeobachtungsaufgabe, die bis zur nächsten Sitzung mitgegeben werden kann.

Zusammengefasst heißt die Botschaft des Behandlers an den Raucher in der ersten Stunde: Ich weiß, dass es für Sie ein großer Schritt ist, zu einer Behandlung zu kommen und Sie haben möglicherweise Angst vor der Zeit ohne Zigaretten. Das ist normal, und ich werde Ihnen helfen, die Ängste zu überwinden, und Sie auf dem Weg zum rauchfreien Leben unterstützen.

3.1.2 Inhalte des Erstkontakts

Da die Hauptaufgabe des Behandlers darin besteht, durch eine empathische Haltung und Flexibilität in der Gesprächsführung den Kontakt zum Raucher positiv zu gestalten und ihn zu einem nächsten Gespräch zu ermutigen, können die Inhalte des ersten Kontaktes sehr unterschiedlich aussehen. Die Art der Motive und die emotionale Befindlichkeit des Rauchers bestimmen die Auswahl der Inhalte. Je geringer die Eigenmotivation und je höher die Abwehr gegen eine Veränderung des Rauchverhaltens ist, umso mehr spricht der Behandler positiv besetzte Inhalte an, um einen angenehmen Kontakt zum Betroffenen aufzubauen. Maxime ist das Interesse des Beraters an der Person des Betroffenen und nicht eine Fokussierung auf das problematische Rauchverhalten. Gesprächsinhalte können somit der Beruf, Familie, Hobbys oder aktuelle Themen sein, die für den Raucher positiv konnotiert sind. Bei Hilfesuchenden, die weniger skeptisch

Interesse an der Person zeigen

gegenüber der Behandlung sind und signalisieren, dass sie rasch Unterstützung wünschen, stehen diagnostische Fragestellungen zum Anlass der Behandlung und zum Rauchverhalten im Vordergrund, wobei das Erheben von Fakten nicht den Aufbau einer guten Arbeitsbeziehung gefährden darf.

3.2 Diagnostisches Vorgehen

Jeder Raucher hat eine individuelle Lerngeschichte und die Prozesse beim Aufhören sind bei jedem Raucher anders. Für eine erfolgreiche Behandlung müssen die relevanten Informationen über den Raucher und den Beginn, den Verlauf und das derzeitige Rauchverhalten individuell explodiert werden. Die ersten grundlegenden Informationen können am besten über einen Screeningfragebogen (vgl. Anhang, S. 112) erhoben werden, den der Betroffene nach der ersten Sitzung erhält mit dem Auftrag ihn ausgefüllt beim nächsten Mal mitzubringen. Weitere spezifische Fragebögen werden zwischen den Behandlungsstunden ausgefüllt. Durch die Fragebögen kann sich der Therapeut einen schnellen Überblick über einen Problembereich verschaffen und entscheiden, welche für die Therapieplanung relevanten Aspekte er weitergehend explorieren möchte. Im Folgenden wird das Vorgehen bei der Exploration der verschiedenen Problembereiche dargestellt (vgl. auch Karte „Leitfaden zur Exploration" im Anhang des Buches).

3.2.1 Anlass der Behandlung und Einschätzung der Motivation

Für die Strategie der Behandlung ist es wichtig zu wissen, was den Betroffenen veranlasst hat, gerade jetzt sein Rauchverhalten ändern zu wollen. Ist der aktuelle Zeitpunkt das Ende eines längeren Prozesses, den der Raucher im Hinblick auf seine Abhängigkeit vollzogen hat? Kommt er wegen einer jüngst festgestellten Erkrankung? Verursacht diese Erkrankung schon unbequeme, beeinträchtigende oder beängstigende Beschwerden? Oder liegt der Anlass für die Behandlung in der sozialen Umwelt? Ein hohes Ausmaß an intrinsischer Motivation, wie Sorge um die Gesundheit, ist prognostisch günstiger einzuschätzen, als wenn in erster Linie externale Faktoren wie sozialer Druck vorherrschen.

Warum kommt der Raucher gerade jetzt?

Motivation zur Verhaltensänderung ist eine entscheidende Voraussetzung für die Tabakentwöhnung. Sie wird daher im persönlichen Gespräch erhoben. Der Raucher wird gebeten, seine Aufhörmotivation anhand einer 10-Punkte-Skala zur Aufhörbereitschaft einzuschätzen. Die Skala lässt sich als „Motivationsleiter" (vgl. Anhang, S. 113) darstellen mit dem Anfang

34

(„Ich genieße es zu rauchen und habe mich entschieden, niemals damit aufzuhören.") und dem Endpunkt („Ich habe mit dem Rauchen aufgehört und werde nie wieder rauchen."). Diese eindimensionale Skala ist leicht verständlich und ist besser handhabbar als Fragebögen, die sich an dem Stadienmodell der Veränderung von Prochaska und DiClemente (1983) orientieren. Raucher, die um Behandlung nachsuchen, schätzen sich in der Regel auf den Stufen 6, 7 oder 8 ein. Diese Stufen entsprechen in etwa den Stadien der Absichtsbildung und Vorbereitung im Stadienmodell der Veränderung. Bei Rauchern, die einen geringeren Wert erreichen, wird die Motivierung im Mittelpunkt der Behandlung stehen müssen.

Bei Rauchern, die ihren Wunsch nach Veränderung geäußert haben, wird die Motivation differenziert exploriert. Neben dem Wunsch nach Veränderung werden die Bedeutung des Veränderungswunsches und das Vertrauen in die eigenen Fertigkeiten erfragt (vgl. Miller & Rollnick, 2004). Ein guter Vorsatz allein gilt als unzureichend, deshalb wird der Raucher gefragt, wie wichtig ihm die Veränderung ist. Ziel ist es, den Stellenwert des Aufhörens im aktuellen, individuellen Lebensgefüge herauszufinden. Auch wenn ein Raucher sagt, dass er das Rauchen gern aufgeben würde, kann es dennoch andere Vorhaben geben, denen er zum aktuellen Zeitpunkt eine höhere Priorität einräumt. Ein weiterer Aspekt, der eng mit der Motivation zusammenhängt, ist die Zuversicht, das angestrebte Ziel eines rauchfreien Lebens tatsächlich zu erreichen. Um die Wichtigkeit des Aufhörens und das Vertrauen in die eigenen Möglichkeiten zu erheben, hat sich eine 10-Punkte-Skala bewährt. Bei der Frage, wie wichtig es für den Raucher ist, mit dem Rauchen aufzuhören, wird er gebeten, auf einer Skala mit den Extremwerten (0 = überhaupt nicht wichtig, 10 = äußerst wichtig) ein entsprechendes Kreuz zu machen. Danach soll er ebenfalls anhand einer 10-Punkte-Skala einschätzen, wie zuversichtlich er ist, dass er mit dem Rauchen aufhören kann, wenn er sich dazu entschieden hätte.

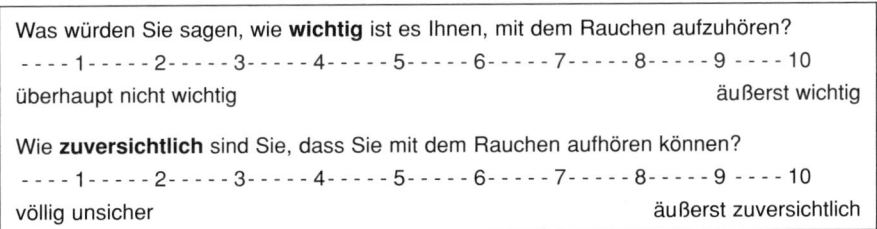

Abbildung 8:
Ratingskalen zu Motivation

Die beiden Ratingskalen bieten einen hervorragenden Ansatz zur intensivierten Diagnostik dieser Aspekte der Motivation, indem der Behandler folgendermaßen reagiert:

„Ich sehe, Sie haben auf der Skala nach der Wichtigkeit den Wert 7 angekreuzt. Es ist Ihnen also ziemlich wichtig, mit dem Rauchen aufzuhören. Mich würde interessieren, warum Sie gerade den Wert 7 und
nicht den Wert 6 angekreuzt haben." … „Hätten Sie auch den Wert 8 ankreuzen können?" … „Warum nicht?" … „Was müsste passieren, damit
Sie einen höheren Wert ankreuzen würden?"

Auf diese Weise werden die Motivation und Zuversicht des Rauchers differenziert, was für die Auswahl der Behandlungselemente von Bedeutung
ist.

3.2.2 Abhängigkeit

Der Grad der Tabakabhängigkeit hat einen bedeutenden Einfluss auf die
Therapieplanung. Ein unaufwändiges und zuverlässiges Instrument, um
den Grad der körperlichen Abhängigkeit zu messen, ist der bereits im

Tabelle 7:

Normwerte des Fagerström-Fragebogens (aus Kraus & Augustin, 2000)

Gesamt-punktzahl	Prozentzahlen			Kumulierte Prozentzahlen		
	Gesamt	Frauen	Männer	Gesamt	Frauen	Männer
0	27,5	32,2	23,6	27,5	32,2	23,6
1	11,9	13,6	10,5	39,4	45,8	34,1
2	12,3	12,1	12,4	51,7	58,0	46,5
3	13,6	11,8	15,0	65,3	69,8	61,5
4	12,9	11,1	14,4	78,2	80,9	75,9
5	9,6	10,1	9,2	87,8	91,0	85,1
6	6,2	4,3	7,7	94,0	95,4	92,8
7	3,6	3,2	3,9	97,6	98,6	96,7
8	1,5	1,0	1,9	99,1	99,6	98,6
9	0,8	0,4	1,3	100,0	100,0	99,9
10	0,1	0,0	0,1	100,0	100,0	100,0

Lesebeispiel: Ein Raucher erreicht einen Punktewert von 5 im Fagerström-Test. Insgesamt
9,6 % aller Raucher bzw. 9,2 % aller männlichen Raucher erreichen diesen Punktwert (lin-
ker Teil der Tabelle: Prozentzahlen). 78,2 % aller Raucher bzw. 75,9 aller männlichen Raucher haben einen niedrigeren Wert oder 87,8 % aller Raucher bzw. 85,1 % aller männlichen
Raucher haben einen gleich hohen oder niedrigeren Wert. 12,2 % (100 % / 87,8 %) aller
Raucher oder 14,9 % (100 % / 85,1 %) aller männlichen Raucher erreichen einen höheren
Wert (rechter Teil der Tabelle: Kumulierte Prozentzahlen).

Kapitel 1.1 erwähnte Fagerström Test for Nicotine Dependence FTND (Heatherton et al., 1991, dt.: Bleich, Havemann-Reinecker & Kornhuber, 2002), der meistens als „Fagerström-Test" bezeichnet wird. Es können maximal zehn Punkte erreicht werden. Bei einem Wert bis zwei geht man davon aus, dass der Raucher körperlich nicht abhängig ist. Drei bis vier stellt eine geringe Abhängigkeit dar, fünf bedeutet mittelschwer. Sechs bis sieben beziffert eine schwere, acht bis zehn eine sehr schwere.

Das Ergebnis des Fagerström-Tests wird mit dem Betroffenen besprochen mit dem Ziel, dem Raucher die Schwere seiner Tabakabhängigkeit zu vermitteln, wobei die Normwerte in das Gespräch einbezogen werden (vgl. Tab. 7). Der Prozentrang wird hinzugezogen, um dem Raucher darzustellen, wie viele Raucher weniger stark abhängig sind als er selbst. Für den Behandler geben sich aus dem Testergebnis erste Hinweise, ob und welche Medikation vorgeschlagen wird. Es ist wichtig, dass der Raucher sich **Den Fager-** selbst als abhängig einschätzt, um sich darauf einzulassen zu können, eine **ström-Test** endgültige Entscheidung zum rauchfreien Leben zu treffen. Stuft sich der **als psycho-** Raucher selbst als nicht abhängig ein, ist es kaum plausibel, warum er **edukatives** nicht zum Genussraucher mit kontrollierten Konsum werden könnte. **Element nutzen**

3.2.3 Rauchgeschichte

Die Rauchgeschichte wird anhand des bereits ausgefüllten Screeningfragebogens (vgl. Anhang, S. 112) besprochen. Dabei fasst der Behandler die schriftlichen Antworten zusammen und exploriert weiterer Aspekte wie das Alter beim Erstkonsum, die damaligen Lebensumstände, die Situation des Erstkonsums im Hinblick auf Anwesenheit anderer Personen, die Wirkung der ersten Zigarette auf körperlicher, emotionaler und sozialer Ebene und die erinnerbaren Motive für den Rauchbeginn. Diese Informationen haben für die Indikationsstellung nur eine geringe Bedeutung. Für den Behandler ergibt sich daraus aber die Möglichkeit, die Veränderung in der Bedeutung der Zigarette ggf. aufzugreifen. Wenn der Raucher – wie in den meisten Fällen – auf die erste Zigarette körperliche Abwehrreaktionen gezeigt hat, stellt man dar, dass dies ein Zeichen dafür ist, dass Nikotin ein Gift ist und der Körper gezwungen werden musste, das Nikotin zu akzeptieren. Nach dem Aufhören wird der Körper wieder in den alten „nikotinnaiven" Zustand zurückversetzt und bei einem Rückfall wird er auf die ersten Züge sehr ähnlich mit Abwehr reagieren.

Kurve des Rauchverhaltens

Um den Verlauf des Rauchverhaltens zu verstehen, wird der Klient aufgefordert, eine Kurve des Rauchens aufzuzeichnen (vgl. Abb. 9). Die Kurve des Rauchens stellt den Verlauf des Rauchens vom Erstkonsum bis zum aktuellen Datum dar. Der Raucher zeichnet dabei den geschätzten Tabakkonsum, Abstinenz- und Reduktionsphasen ein. Die Darstellung erfolgt in Jahreszeiträumen, bei denen besondere Phasen gekennzeichnet werden. Da diese Aufgabe der intensiven Erinnerung bedarf, ist es sinnvoll, das Erstellen der Kurve als Hausaufgabe zu geben. Die Darstellung dient dem Behandler zur raschen Orientierung über Abstinenz- und Reduktionszeiten und zwingt den Raucher, sich mit seinem langjährigen Konsum auseinanderzusetzen.

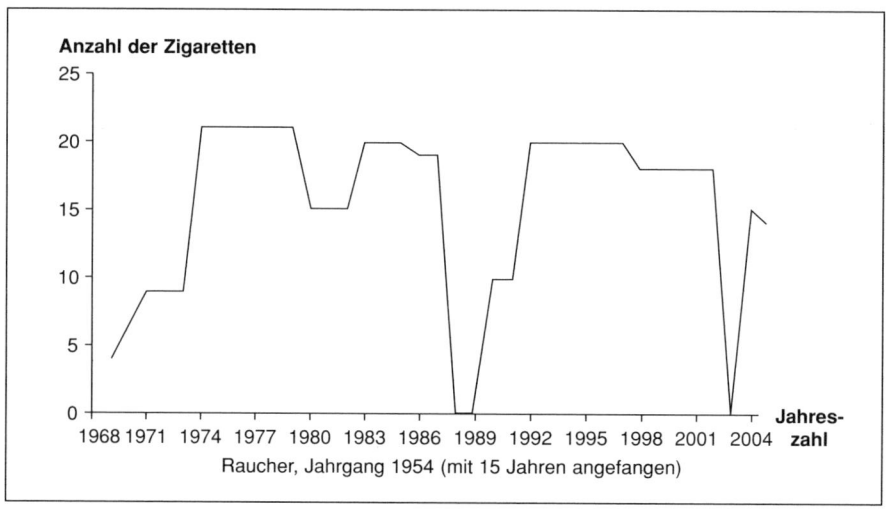

Abbildung 9:
Rauchgeschichte

Analyse der Abstinenz- und Reduktionsphasen

Aufhörversuche geben wichtige Informationen für die Behandlung

Merkmale und Verlauf vergangener Aufhörversuche können einen Einfluss auf die zukünftigen Erfolge der Aufhörbemühungen haben und die Therapieplanung beeinflussen. Auch erfolglose oder nur kurzfristig erfolgreiche Aufhörversuche werden exploriert. Dabei ist die absolute Anzahl der Aufhörversuche weniger wichtig als die Länge der Abstinenzphasen. Aufhörversuche, die länger als fünf Tage erfolgreich waren, sind positive Prädiktoren für den Behandlungserfolg.

Neben der Dauer werden bei der Exploration von Phasen der Reduktion und Abstinenz die Anlässe für die Veränderung des Rauchverhaltens, die Erfahrungen während dieser Zeit und die Gründe für die Beendigung dieser Phasen analysiert. Für die Motivierung ist es wichtig zu wissen, ob bestimmte Aufhörmotive im Laufe der Jahre ganz in den Hintergrund getreten sind, sich verändert haben oder ob frühere Motive noch nutzbar

38

für die aktuelle Behandlung sind. Beispielsweise kann ein Raucher das Gefühl der Abhängigkeit vor einigen Jahren als einengend oder beschämend empfunden haben. Im Laufe der Jahre aber hat er kognitive Strategien gefunden, sich von diesen Gefühlen zu distanzieren. Prinzipiell sind diese Emotionen dennoch für die aktuelle Behandlung nutzbar. Hat ein Raucher schon einmal längere Phasen der Abstinenz erlebt, kann der Behandler die möglicherweise erlebten Erfolgsgefühle aktivieren und somit als Ressource für die Behandlung nutzen. Erklärungen, warum noch nie ein Aufhörversuch unternommen wurde, werden genutzt, die spezielle Motivation in der momentanen Situation herauszuarbeiten.

Durch die Exploration werden Informationen über die Erfahrungen in der rauchfreien Zeit, insbesondere über mögliche Entzugssymptome und rückfallkritische Situationen gesammelt. Gehört der Raucher zu den 50 %, die keine Beschwerden erlebt haben, wird dieser Teil in der Behandlung vermutlich weniger bedeutsam sein. Explizit erfragt werden Erfahrungen mit starken körperlichen Entzugserscheinungen, depressive Verstimmungen und Gewichtszunahme als Folge von Abstinenz. Sind Entzugssymptome in der Vergangenheit ein wesentlicher Rückfallgrund gewesen, ist die eingehende Vorbereitung auf die Symptome dringend erforderlich. Das Gleiche gilt für das Auftreten von starkem Verlangen. Raucher, die über einen längeren Zeitraum abstinent waren, berichten meist, dass es ihnen in dieser Zeit leicht gefallen sei, nicht zu rauchen. Auf diese Erfahrung kann im Laufe der Behandlung immer wieder hingewiesen werden. Auf das Rückfallgeschehen wird im späteren Verlauf der Behandlung im Rahmen der Rückfallprophylaxe noch spezieller eingegangen.

3.2.4 Aktuelles Rauchverhalten

Auslöser, Häufigkeit, Motive des Rauchverhaltens

Rauchverhalten tritt in bestimmten Situationen auf und wird durch verschiedene Reize (Trigger) ausgelöst. Diese Trigger können eine Vielfalt verschiedener physiologischer, kognitiver und emotionaler Reaktionen bei einem Raucher auslösen, die später möglicherweise zu einem Rückfall führen können. Die Kenntnis dieser Trigger ist notwendig, um dem Raucher Bewältigungsmechanismen zur Überwindung dieser Situationen an die Hand zu geben. Der Raucher wird aufgefordert, drei Situationen zu benennen, in denen er mit 100 %-iger Wahrscheinlichkeit rauchen würde. *(„Nennen Sie mir drei Gelegenheiten am Tag, an denen Sie in neun von zehn Fällen rauchen").* Diese Situationen werden genauer explodiert. Wenn ein Raucher für sich keine spezifischen Trigger identifizieren kann, wird er gefragt, welche Zigarette er am wenigsten aufgeben möchte. Indem man

**Trigger
identifizieren**

genauer erfragt, warum es ohne diese Zigarette so schwer sei, können Auslösereize identifiziert werden.

Um den Raucher für sein Rauchverhalten, die Auslöser und Motive zu sensibilisieren, ist eine Protokollierung sinnvoll. Der Betroffene wird vom Behandler angeleitet, sein Rauchverhalten selbst zu beobachten. Im Sinne der sozialen Erwünschtheit und aus Scham, aber auch, um die kognitive Dissonanz zu reduzieren, wird bei der Angabe der gerauchten Zigaretten oft untertrieben. Daher ist es sinnvoll, dass der Raucher mittels einer einfachen Registrierungsmethode die Anzahl der täglich gerauchten Zigaretten zählt. Dabei ist zu bedenken, dass Rauchen oft in sozialen Situationen stattfindet, in denen der Raucher nicht zeigen möchte, dass er sich mit seinem Konsum beschäftigt. Möchte er also nicht eine einfache Strichliste führen, die das Format der Zigarettenschachtel haben sollte, kann der Raucher auch einen Cent von der rechten in die linke Jackentasche stecken und diese z. B. bei Dienstschluss in ein Protokoll eintragen (vgl. Anhang „Protokollbogen – Registrierkarte", S. 114).

Protokolle sollten individuell angepasst werden

Des Weiteren werden der jeweilige Anlass und die Motive für das Anzünden einer Zigarette mit einem Protokollbogen erfasst. Dabei kann zusätzlich jeweils der Grad des Verlangens eingeschätzt werden. Der Betroffene lernt dabei, unterschiedliche Motive für das Verlangen nach einer Zigarette zu unterscheiden. Der Behandler gibt dem Raucher explizit den Auftrag, eigene Schlüsse aus dem Protokollierten zu ziehen, das weckt in der Regel ein höheres Interesse an der Aufgabe.

Viele Raucher erleben den Reaktivitätseffekt im Sinne einer geringeren Konsummenge, wenn sie das Protokoll vor dem Anzünden der Zigarette ausfüllen. Zwar ist dieser Effekt nicht stabil, aber der Behandler kann ihn gut nutzen, um deutlich zu machen, dass auch ein eingefahrenes Verhalten verändert werden kann. Diagnostisch ist interessant, auf welche Zigaretten der Raucher verzichten kann. Oft bemerken Raucher durch die Selbstbeobachtung, dass ein Teil der gerauchten Zigaretten automatisch angezündet wird. Auch kann ihnen deutlicher werden, welche unterschiedlichen Motive sie zur Zigarette greifen lassen. So stellen einige fest, dass sie rauchen, wenn sie sich gestresst fühlen, andere nutzen die Zigarette, wenn sie sich langweilen. Vielraucher können bemerken, dass es kaum eine Situation gibt, in der sie nicht rauchen. Um individuell auf den Raucher während der Behandlung einzugehen, sind diese Informationen von großer Bedeutung.

Bei der Auswertung der Protokolle gilt grundsätzlich, dass der Behandler die Protokolle nicht nutzt, um dem Raucher etwas zu beweisen. Eine interessierte und beschreibende Haltung ist günstig, um dem Betroffenen zu ermöglichen, selbst Schlüsse aus seiner Beobachtung ziehen zu können. Das wirkt in der Regel überzeugender auf den Betroffenen als wenn der Behandler Vorgaben macht.

Bewältigungsfertigkeiten

Um zu identifizieren, ob, beziehungsweise welche Bewältigungsstrategien ein Raucher besitzt, werden Situationen erfragt, in denen er trotz eines Dranges rauchen zu wollen, nicht raucht. Das geschieht, indem seine Strategien zum Rauchverzicht in Situationen wie Kino, Kirche oder bei der Arbeit in rauchfreien Räumen exploriert werden. Das Erkennen von erfolglos beziehungsweise erfolgreich angewendeten Bewältigungsmechanismen ist für die Vorbereitung auf das rauchfreie Leben und den Umgang mit rückfallkritischen Situationen hilfreich. Neben konkreten Verhaltensweisen wie dem Verlassen einer Situation werden immer auch die eingesetzten kognitiven Techniken, wie beispielsweise Ablenkungsstrategien erfragt. Die Präferenzen des Rauchers, aber auch mögliche Defizite in Bewältigungsverhalten, werden so identifiziert.

Ressourcen erkennen

Raucheridentität

Ein Ziel der Tabakentwöhnung ist es, eine Nichtraucheridentität aufzubauen. Daher ist es wichtig zu explodieren, in wieweit der Raucher glaubt, sich von Nichtrauchern zu unterscheiden. Bezeichnet er sich als einen typischen Raucher? Welches Bild hat er von einem Nichtraucher? Wenn es möglich ist, wird exploriert, inwieweit das Selbstbild der gesamten Person von der Raucheridentität definiert wird. Das setzt allerdings ein hohes Differenzierungsvermögen des Betroffenen voraus. Je besser sich ein Raucher mit Nichtrauchern identifizieren kann, desto größer sind seine Erfolgschancen.

3.2.5 Soziale Umwelt

Neben gesundheitlichen Aspekten ist sozialer Druck der häufigste Anlass, das Rauchen zu beenden. Sozialer Druck kann als belastend und unangenehm, aber auch als hilfreich und unterstützend empfunden werden. Ein hohes Maß an sozialer Unterstützung ist einer der Faktoren für den Erfolg von Tabakentwöhnung. Je größer die wahrgenommene Unterstützung von wichtigen anderen Personen in der Umwelt ist, desto größer sind die Erfolgschancen. Den Behandler interessiert, wie das Rauchverhalten wichtiger Sozialpartner und deren Einstellung zu den Aufhörplänen des Klienten ist. Mögliche Fragen sind hier:

Soziale Unterstützung ist ein wichtiger Prädiktor für den Erfolg

„Wie viele Freunde, Arbeitskollegen rauchen?"
„Wissen Sie über Ihre Pläne Bescheid?"
„Wie stehen Sie zu Ihren Aufhörplänen?"

> „Welche Regeln oder Verbote gibt es im häuslichen Umfeld oder bei der Arbeit?"

Ungünstige soziale Einflüsse müssen bei der Therapieplanung sorgfältig berücksichtigt werden.

3.2.6 Horizontale Verhaltensanalyse

Obwohl jeder erwachsene Raucher um die Gesundheitsschäden durch das Rauchen weiß, greift er doch immer wieder zu seinen Zigaretten. Um dieses Phänomen der Selbstschädigung trotz besseren Wissens zu erklären, bieten sich Verhaltensanalysen an, die die erhobenen Informationen sortieren, indem sie die auslösenden Bedingungen und die aufrechterhaltenden Verhaltenskonsequenzen für das Rauchen darstellten. Die Ergebnisse dieses Diagnostikums bilden die Grundlage des individuellen Störungsmodells.

Zunächst wird eine typische, häufig auftretende Rauchsituation ausgewählt wie z. B. Rauchen während der Arbeit. Anhand einer konkreten Situation aus der letzten Zeit wird die Verhaltensanalyse entwickelt. So beschreibt der Raucher beispielsweise eine Situation vom Vortag, in der er eine knifflige Aufgabe am Schreibtisch zu lösen hatte (Situation). Er verspricht sich von der Zigarette eine verbesserte Konzentration (Erwartung), denkt, dass er die Aufgabe mit einer Zigarette besser lösen wird (kognitive Ebene), ist angespannt (physiologische Modalität) und fühlt sich „frustriert" (Emotion). Er zündet sich eine Zigarette an (motorische Ebene). Als unmittelbare Konsequenz erlebt er eine subjektive Verbesserung der Konzentrationsfähigkeit und Entspannung. Während der Raucher dies als positiv bewertet, sollte sie vom Behandler als negative Verstärkung (Reduktion von Anspannung und Frustration) dargestellt werden. Diese kurzfristig wirksamen, das Verhalten aufrechterhaltenden Konsequenzen lassen sich im Wesentlichen auf das Nikotin bzw. die Wirkungserwartungen zurückführen. Die mittel- und langfristig negativen Folgen des Rauchens müssen gezielt explodiert werden. Da diese dem Raucher in der konkreten Situation meist nicht bewusst sind, wird differenziert danach gefragt. So wird exploriert, wie lange die positiven Veränderungen anhalten und was danach passiert. Hier wird schon ausgeführt, dass das Rauchen nur kurzfristig, also für etwa 30 Minuten, eine Erleichterung schafft und danach negative Konsequenzen folgen. Auch die langfristigen gesundheitlichen Risiken werden in die Verhaltensanalyse einbezogen, wobei die Gefahren allgemein, aber auch unter Berücksichtigung individueller Faktoren wie beispielsweise Vorerkrankungen aufgezeigt werden.

Dem Raucher kann schon an dieser Stelle der Diagnostik klar werden, dass das Verlangen nach einer Zigarette kurzfristig ein Bedürfnis befriedigt, welches bei langjährigen Rauchern vor allem in der Abwendung tatsächlicher oder vermeintlicher Entzugserscheinungen besteht. Außerdem wird klar, dass diese kurzfristige Bedürfnisbefriedigung schon bald zu einer erneuten Frustration führt. Dieses Wissen kann die Veränderungsmotivation fördern, weil die Vorstellung von der Freiheit des Rauchers stark in Frage gestellt wird. So kann dem Slogan „Ich rauche gern!" die Erkenntnis gegenübergestellt werden: „Ich rauche, weil ich muss!"

Verhaltens-analyse zur Motivierung nutzen

3.2.7 Biologische Marker

Es gibt verschiedene biologische und biochemische Parameter, mit denen das Nikotin im Körper nachgewiesen werden kann. In der Regel wird eine solche Bestimmung nicht vorgenommen und erscheint beim momentanen Stand des Wissens für die Tabakentwöhnung nicht notwendig, auch wenn es Hinweise gibt, dass man anhand der biologischen Parameter die medikamentöse Behandlung optimieren kann. Eine in der Praxis bewährte, nicht invasive Messung ist der Nachweis von Kohlenmonoxid (CO) in der ausgeatmeten Atemluft. Die Messung erfolgt über ein kleines Gerät[2], das ähnlich aufgebaut ist, wie ein Gerät zur Bestimmung des Alkoholgehalts bei Autofahrern. Der Raucher holt tief Luft, hält den Atem an und bläst durch ein Röhrchen in das Gerät. Der gemessene CO-Gehalt wird direkt angezeigt. Eine Messung sollte in mindestens fünfzehnminütigen Abstand zur letzten Zigarette durchgeführt werden. Ein Raucher mit einem Tageskonsum von etwa 20 Zigaretten erzielt einen CO-Wert von 15 bis 30 ppm (parts per million) mit Spitzenwerten von über 60 ppm bei extrem starken Rauchern während Nichtraucher je nach Umweltbelastung einen Maximalwert von acht ppm erreichen. Die Halbwertszeit des CO im Blut beträgt etwa fünf Stunden. Die CO-Messung eignet sich für die Vorhersage der gesundheitlichen Schäden besser als die Anzahl der gerauchten Zigaretten. Beim Vorhandensein eines solchen Gerätes kann dies zur Diagnostik und Verlaufskontrolle und auch zur Motivierung genutzt werden. Die CO-Messung ist ein Indikator für die prozentuale Kohlenmonoxidsättigung des Hämoglobins und damit eine Objektivierung der schädigenden Wirkung der Zigaretten. Für viele Raucher ist es beeindruckend, ein objektives Maß der negativen Wirkungen des Rauchens zu sehen ähnlich wie ein hoher Blutdruck- oder Cholesterinwert. Es kann sich motivationsfördernd auswirken, wenn der Raucher erlebt, wie sich die Werte nach dem Rauchstopp innerhalb von 24 Stunden normalisieren. Bei einer Reduktion

Die Kohlen-monoxyd-messung beeindruckt Raucher

---

2 Mögliche Bezugsquelle: Smokelyzer® der Firma bedfond scientific Ltd. (www.bedfond.com).

des Zigarettenkonsums inhalieren Raucher häufig intensiver und nehmen mehr Züge von einer Zigarette, so dass sich die Aufnahme von Schadstoffen durch die Zigarette und somit der CO-Gehalt in der Atemluft und im Blut nicht verringert. Für Raucher, die ihren Tabakkonsum lediglich reduzieren wollen, bietet das Gerät somit eine gute Kontrolle des gesundheitlichen Gewinns und liefert ggf. Argumente für einen kompletten Rauchstopp.

3.2.8 Komorbidität

Um Aufschluss über komorbide Störungen zu bekommen, wird der Raucher gefragt, ob in der Vergangenheit psychische Störungen aufgetreten seien oder ob er sich in psychotherapeutischer oder psychiatrischer Behandlung befinde oder befunden habe. Ergeben sich aus den Berichten des Patienten und aus dem klinischen Eindruck keine Besonderheiten, ist eine intensivere Diagnostik der Psychopathologie eines Rauchers zunächst nicht notwendig. Wenn sich Hinweise ergeben, dass eine Depression oder andere psychische Störung aktuell besteht oder im Vorfeld bestanden haben, ist ein Zusammenhang mit dem Rauchen zu explodieren. Die Hypothese einer Selbstmedikation durch das Rauchen sollte geprüft werden. Dies kann im Rahmen der Exploration bisheriger Aufhörversuche erfragt werden. Depressive Verstimmungen können beispielsweise als Folge des Aufhörens auftreten. Da sich eine solche depressive Verstimmung jedoch nicht vor dem Aufhören zeigt, kann sie sich zu Beginn der Behandlung nicht in entsprechenden Testverfahren abbilden lassen.

Gibt es andere psychische Störungen?

3.2.9 Alkoholkonsum

Es besteht eine enge Verknüpfung zwischen dem Rauchen und dem Konsum von Alkohol. Alkohol löst in der Regel ein Verlangen nach Zigaretten bei Rauchern aus. Je stärker der Alkoholkonsum desto geringer sind die Erfolgchancen bei der Tabakentwöhnung, denn Alkoholkonsum ist ein häufiger Auslöser für Rückfälle. Deshalb wird der Alkoholkonsum in jedem Fall erfragt. Da der Alkoholkonsum häufig bagatellisiert wird, empfiehlt sich, zunächst nicht nach der Alkoholmenge zu fragen, sondern nachzufragen, ob sich das Rauchverhalten bei Alkoholkonsum verändert:

> „Viele Menschen rauchen mehr, wenn sie Alkohol trinken. Wie ist das bei Ihnen?"

Hieran anschließend kann die Intensität des Alkoholkonsums erfragt werden. Besteht ein Verdacht auf eine Alkoholabhängigkeit, bieten sich die Diagnosekriterien der ICD-10 oder der CAGE-Fragebogen (Mayfield,

McLeod & Hall, 1974) zur weiteren Differenzierung an. Wenn zwei der vier Fragen des CAGE-Fragebogens mit Ja beantwortet wurden, ergibt dies einen Hinweis auf eine Alkoholabhängigkeit:
– *Cut down:* Haben Sie erfolglos versucht, Ihren Alkoholkonsum einzuschränken?
– *Annoyed by criticism:* Ärgert es Sie, dass andere Ihr Trinken kritisieren?
– *Guilt feelings:* Fühlen Sie sich schlecht oder schuldig wegen des Trinkens?
– *Eyeopener:* Trinken Sie als erstes am Morgen, um Ihre Nerven zu stärken oder einen Kater loszuwerden?

3.3 Indikationsstellung

Da es keinen ungefährlichen Zigarettenkonsum gibt, ist für jeden Raucher eine Behandlung sinnvoll. Es gibt keine Kontraindikation für eine Behandlung. Alle Raucher, egal welchen Alters oder mit welchen Gesundheitsstatus, profitieren von einem Rauchstopp. Bislang gibt es keine Kriterien für eine Zuweisung von bestimmten Rauchern zu spezifischen Tabakentwöhnungsprogrammen oder Programmkomponenten.

Es gibt keine Kontra-indikationen

Gruppen- oder Einzelbehandlung erzielen vergleichbare Erfolge. In Deutschland wird Tabakentwöhnung traditionell in Gruppen, einem sinnvollen und ökonomisch vernünftigen Behandlungssetting, durchgeführt (vgl. Kap. 4.8). Faktoren wie das Modelllernen und soziale Unterstützung lassen sich im Gruppensetting besser realisieren. Eine individuelle Herangehensweise, bei der die spezifischen individuellen Faktoren berücksichtigt werden, ist am besten durch eine Einzelbehandlung zu leisten. Die Präferenz von Rauchern und organisatorische Aspekte sollten bei der Entscheidung für eine Gruppen- oder Einzelbehandlung berücksichtigt werden. Bei dem Modell der individuellen Tabakentwöhnung (MIT, vgl. Kap. 4.1) beeinflussen folgende in der Diagnostikphase zu erhebenden Variablen die Therapieplanung und damit die Auswahl der Behandlungsinhalte und Schwerpunktsetzungen der Behandlung.

Stärke der Abhängigkeit: Die Stärke der Abhängigkeit ist der wichtigste Prädiktor für den Therapieerfolg. Je stärker die Abhängigkeit, desto intensiver und länger sollte die Behandlung erfolgen. Bei einer starken körperlichen Abhängigkeit sollte in jedem Falle eine medikamentöse Mitbehandlung erfolgen. In Bezug auf die medikamentöse Behandlung durch Nikotinpräparate oder nikotinfreie Medikamente gilt generell der Grundsatz: „Let them choose". Die Raucher entscheiden sich nach entsprechender Information durch den Berater also selbst für ein Präparat.

Ausmaß der Eigenmotivation: Eine geringe Motivation oder auch das Fehlen jeglicher Motivation zu einem Rauchstopp stellen keine Kontraindikation für ein Behandlungsangebot dar. Bei Rauchern, die sehr ambivalent gegenüber der Beendigung des Rauchens sind und eine geringe Motivation zur Veränderung haben, liegt der Schwerpunkt der Behandlung zunächst auf der Stärkung der Motivation. Bei Rauchern, die nicht aufhören wollen und auf Grund äußeren Zwangs wie etwa der verpflichtenden Teilnahme an einer Entwöhnungsmaßnahme während eines Klinikaufenthaltes Kontakt zu einem Behandler haben, wird (zunächst) darauf verzichtet den Rauchstopp als Ziel anzustreben. Dem Vorgehen der motivierenden Gesprächsführung folgend (Miller & Rollnick, 2004) liegt der Fokus auf dem Nutzen des Rauchens und der möglichen Ambivalenz des Rauchers gegenüber seinem Rauchverhalten.

Depressivität: Wenn aus der Exploration vorhergehender Aufhörversuche zu befürchten ist, dass der Rauchstopp einen depressionsfördernden Einfluss auf die Stimmungslage haben könnte, wird die Depressivität im Verlaufe der Behandlung mit entsprechenden diagnostischen Instrumenten beobachtet. Tritt depressive Stimmung ein und hält länger als ein paar Tage an, muss der Einsatz spezifischer Elemente der Depressionsbehandlung ggf. einschließlich antidepressiver Medikation erfolgen. Das Rauchen kann in diesem Fall als Selbstmedikation zur Überwindung einer zuvor nicht ersichtlichen depressiven Stimmungslage eingesetzt worden sein.

Komorbidität: Wenn zu Beginn der Behandlung bereits psychische Erkrankungen diagnostiziert wurden, ist genau zu untersuchen, welchen Stellenwert das Rauchen im Zusammenhang mit der Störung besitzt. Sollte das Rauchen als Selbstmedikation zur Überwindung oder Abschwächung der Symptome dieser Störung eingesetzt werden, ist anhand der Verhaltensanalyse zu planen, welche alternativen Strategien zur Verfügung stehen oder gelernt werden können. Wenn das Rauchen eingesetzt wird, um Nebenwirkungen der Medikation besser ertragen zu können, muss dieser Zusammenhang den Betroffenen bewusst gemacht werden, da ein rauchfreies Leben in diesem Fall langfristig negativen Folgen haben kann. Da das Nikotin die Verfügbarkeit von Medikamenten beeinflusst, kann eine Anpassung der Medikation nach dem Rauchstopp notwendig sein (vgl. Kap. 4.3.4). Bei Alkoholmissbrauch oder -abhängigkeit sollte nach der Diagnostikphase entschieden werden, ob eine Tabakentwöhnung zum gegebenen Zeitpunkt sinnvoll ist bzw. ob sie mit einer Alkoholentwöhnungsbehandlung kombiniert werden sollte.

Angst vor Gewichtszunahme: Über die Hälfte aller Raucher nimmt nach dem Rauchstopp an Gewicht zu. Wenn Raucher dies befürchten, ist bei der Behandlung hierauf ein besonderer Schwerpunkt zu legen. Durch den Einsatz von Nikotinpräparaten kann eine Gewichtszunahme zunächst verzögert werden. Nach dem Entzug des Nikotins kann jedoch die Gewichtszunahme auf Grund einer Veränderung des Stoffwechsels (vgl. Kap. 4.3.6.5) erfolgen. Ist ein verändertes Essverhalten (Heißhungerattacken, Naschen, kompensatorisches Essen bei Craving, einseitige Ernährung) die Ursache der Gewichtszunahme, kann es sinnvoll sein, dem Raucher eine Ernährungsberatung oder eine Gewichtsreduktionsmaßnahme zu empfehlen.

4 Behandlung

Die Behandlung von Tabakabhängigkeit ist nicht nur wegen der psychotropen Wirkung und des hohen Suchtpotenzials des Nikotins eine Herausforderung, sondern vor allem auch deshalb, weil das Rauchen einen Bestandteil vieler, sich täglich wiederholender Verhaltensmuster darstellt. Rauchen ist eine den Alltag begleitende Sucht, die eine Vielzahl von positiv empfundenen Konsequenzen beinhaltet. Im sozialen Kontext gehört der Raucher der „Gruppe der Raucher" an, was einen Teil seiner sozialen Identität darstellt. Mit der Beendigung des Zigarettenkonsums finden Veränderungen statt, die in das Selbstbild integriert werden müssen. Wenn das gelingt, hat der Raucher eine gute Chance, langfristig unabhängig von der Zigarette zu werden.

4.1 Modell der individuellen Tabakentwöhnung (MIT)

Rauchen ist ein Verhalten, das verschiedenste Bedürfnisse befriedigt und somit sehr unterschiedlich motiviert ist. Diese Motive müssen bei der Behandlung berücksichtigt werden. Wird Nikotin selbstmedikativ gegen latente Depressivität eingesetzt, erlebt der Raucher den Entzug des Nikotins ganz anders als eine Person, die Zigaretten vor allem raucht, um sich in Stresssituationen zu beruhigen. Während der Erste möglicherweise während des Entzugs unter Gefühlen von Leere und Energielosigkeit leidet, klagt der Zweite eventuell über eine kaum zu bändigende Unruhe und fühlt sich vielleicht getrieben und gereizt. Aber auch im Verfolgen eines Ziels verhalten sich Menschen sehr unterschiedlich: Die einen brauchen viel soziale Unterstützung, um sich verändern zu können, andere besinnen sich in solchen Phasen auf sich selbst und versuchen, sich ohne Hilfe selbst zu regulieren.

Einzelbehandlung geht auf jeden Raucher individuell ein

Unterschiede zeigen sich auch hinsichtlich der Intensität und des Inhalts an professioneller Unterstützung, die Menschen bei der Verhaltensänderung benötigen. Zuweilen reicht die Motivierung zu einer klaren Entscheidung

47

aus, damit Raucher alle weiteren Schritte eigenständig erfolgreich durchführen können. So wird der Berater bei einem körperlich gesunden vierzigjährigen Raucher, der auf Druck seiner Umwelt und Anraten seines Arztes das Rauchen einstellen soll, den Schwerpunkt auf das Herausarbeiten der ambivalenten Haltung und die Entscheidung zum Rauchstopp legen. Anders verhält es sich bei einem verzweifelten Raucher, der bereits unter Herzkreislaufbeschwerden und chronischer Bronchitis leidet und mehrere erfolglose Aufhörversuche hinter sich hat. In diesem Fall steht die Analyse der Rückfallrisiken im Vordergrund und es kann notwendig sein, jeden Schritt der Veränderung konkret zu planen und im Rahmen einer intensiven Nachbetreuung Bewältigungsstrategien einzuüben und soziale Kontrolle und Verstärkung anzubieten.

Der Individualität des Rauchers und seiner Bedürfnisse während des Aufhörens wird im Modell der individuellen Tabakentwöhnung (MIT) Rechnung getragen. Es umfasst verschiedene Interventionsbausteine, die je nach Bedürfnislage des Rauchers ausgewählt werden können. Dieser multimodale kognitiv-verhaltenstherapeutische Ansatz wird mit einer Medikation kombiniert sofern eine Indikation dafür vorliegt. Nach der Diagnostik untergliedert sich das Vorgehen in drei weitere Phasen. In der ersten Phase steht die Motivationsbildung im Mittelpunkt mit dem Ziel, die Entscheidung für den Rauchstopp zu treffen. In der zweiten Phase wird der Ausstieg durch die konkrete Planung des rauchfreien Lebens vorbereitet. Der Stabilisierung der Veränderung dient der dritte Behandlungsabschnitt. Tabelle 8 zeigt die Ziele und Interventionen der jeweiligen Phasen. Die Zuordnung der Interventionen zu den verschiedenen Phasen erlaubt eine grobe Orientierung. Es ist jedoch auch möglich, dass in der Stabilisierungsphase nach dem Rauchstopp motivierende Maßnahmen zur Unterstützung eingesetzt werden. Die der zweiten Phase zugeordneten Interventionen zur Bewältigung von kritischen Situationen können auch erst in der dritten Phase nach dem Rauchstopp eingesetzt werden, wenn beispielsweise der Behandler die Motivation zum Rauchstopp, die subjektive Kontrollüberzeugung und die tatsächliche Kompetenz als hinreichend hoch einschätzt.

Die Behandlung gliedert sich in drei Phasen

Die Dauer der Behandlung variiert je nach Person. Sie kann zwei Sitzungen umfassen, wenn jemand nach der Motivationsphase seine Entscheidung zum rauchfreien Leben allein umsetzt, sie kann auch zehn Sitzungen dauern, weil ein Betroffener auf vielen Ebenen Unterstützung benötigt, um ein Leben ohne Nikotin zu erlernen. Die Abstände der Sitzungen können flexibel gestaltet werden, sollten aber nach dem Rauchstopp durchaus zweimal wöchentlich stattfinden, um in dieser schwierigen Phase ausreichend zeitnahe Unterstützung zu bieten.

Tabelle 8:

Ziele und Interventionen der Behandlungsphasen

Behandlungs-phase	Prozessziel	Intervention
Diagnostik	– Beziehungsaufbau – Informationserhebung	– Motivierende Gesprächsführung – Screeningfragebogen zum Rauch-verhalten – Prüfung der Diagnosekriterien – Fagerström-Fragebogen – Motivationsskalen – Protokollierung des Rauchverhaltens – Kurve des Rauchens – Analyse der Reduktions- und Abstinenz-phase – Exploration von Anlass, Motivation, Rauchergeschichte, Raucheridentität, Bewältigungsfertigkeiten, soziale Ressourcen und Komorbiditäten – Horizontale Verhaltensanalysen – Funktionalität des Rauchens – Ggf. CO-Messung
Motivation	– Entwicklung eines Störungsmodells – Wissensvermittlung – Förderung der Dissonanz – Identifikation von Angst und Schamgefühlen – Förderung der Entscheidung	– Auswertung der diagnostischen Ergebnisse – Informationsvermittlung – Quiz – Pro-Contra-Liste – Gedankenexperiment – Psychoedukation „Die Nikotinfalle" – Aufforderung zur Entscheidung
Modifikation	– Entwicklung von Alter-nativverhalten – Erlernen von Strategien im Umgang mit Ent-zugserscheinungen und Craving – Vorbereiten des Stopp-tags – Förderung der Identität als raucherfreier Mensch	– Identifikation alternativer Verhaltens-weisen – Beobachtung von Personen, die nicht rauchen – Ablenkungsstrategien – Achtsamkeitsübungen – Entspannungsmethoden – Soziale Unterstützung – Kontingenzmanagement – Psychoedukation zur pharmakologi-schen Behandlung – Abschiedsritual – Positive Imagination des rauchfreien Lebens
Stabilisierung	– Entwicklung von Strate-gien zur Abstinenz-sicherung	– Risikoprofil – Notfallkarte – Ablehntraining

4.2 Motivationsförderung

Die erste Behandlungsphase hat das Ziel, die Motivation zur Beendigung des Rauchverhaltens zu erhöhen und die Entscheidung für einen Rauchstopp zu treffen.

4.2.1 Entwicklung eines individuellen Störungs- modells

Auf der Basis der Diagnostik wird gemeinsam mit dem Raucher ein Störungsmodell entwickelt. Dem Betroffenen muss klar werden, was die aufrechterhaltenden Bedingungen seines Konsums sind und welche Rolle das Rauchen in seinem Leben spielt. Anhand der in der Diagnostik entwickelten Verhaltensanalysen und den Protokollen wird dem Raucher verdeutlicht, warum er immer wieder zur Zigarette greift, auch wenn er die bedrohlichen Folgen dieses Verhaltens kennt. Die Organismusvariable ist bei einem abhängigen Raucher ein nach heutigen Erkenntnissen irreversibel veränderter Hirnstoffwechsel, der auf den Entzug des Nikotins reagiert und die Motivation zum Konsum stark erhöht. Im Hinblick auf die psychologischen Prozesse des Nikotinkonsums lernt der Betroffene, auf welche Auslöser er mit Konsum reagiert, welche Erwartungen er in unterschiedlichen Situationen an die Zigarette hat, wie er auf den verschiedenen Verhaltensebenen reagiert und welche Kontingenzen aufrechterhaltend wirken. Auch die „Rauchgeschichte" des Betroffenen wird beleuchtet. Mit Hilfe der Kurve des Rauchens und der Funktionsanalyse kann der Raucher erkennen, welche Motive ihn ursprünglich zum Rauchen veranlasst haben und wie sich die Motive im Laufe der Jahre verändert haben. Ziel ist es hier, dass der Raucher die Entwicklung in eine bestehende Abhängigkeit nachvollziehen kann. Der Berater betont immer wieder, wie verständlich und normal es unter diesen Bedingungen ist, weiter zu rauchen (vgl. auch Karte „Verhaltensanalyse des Rauchens" im Anhang des Buches).

Mit dem Raucher wird ein individuelles Störungsmodell entwickelt

Die Vermittlung dieses Verständnisses ist von hoher Bedeutung, denn aus dem Störungsmodell wird das Therapierational abgeleitet. Das Therapierational ist zu diesem Zeitpunkt jedoch noch nicht erklärt. Auf Anfrage des Rauchers, was aus dem Störungsmodell für Schlussfolgerungen zu ziehen seien, erhält er erst einmal noch keine Antwort und wird vertröstet mit dem Hinweis, dass zunächst weitere Informationen zu den Konsequenzen eingeholt werden müssen. Insbesondere geht es um die subjektive Einschätzung dieser Konsequenzen, da die persönliche Bewertung entscheidend ist.

50

4.2.2 Informationsvermittlung

Auch wenn alle erwachsenen Raucher darüber informiert sind, dass Rauchen Gesundheitsschäden verursacht, kann ein detailliertes Wissen um die Zusammensetzung von Zigaretten, Schäden für die eigene Gesundheit, aber auch die der Passivraucher, insbesondere der Kinder, nicht vorausgesetzt werden. Informationsvermittlung stellt ein Problem dar, weil negative Aspekte des Rauchens vom Betroffenen meist ausgeblendet bzw. kognitiv abgewehrt werden. Abschreckende Informationen zu Gesundheitsschäden sind in massierter Form nicht förderlich. Dennoch sollte der Berater zu gegebenen Anlässen sich nicht scheuen, kurze Informationen über die negativen Folgen des Rauchens anzustreuen.

Im MIT werden Informationen zum Rauchen so dargeboten, dass sie einen Aufforderungscharakter für den Raucher haben. Eine spielerische Form der Psychoedukation ist das Quiz (vgl. Anhang, S. 115 und Anworten, S. 117), das die Betroffenen als Hausaufgabe durchführen. In der nächsten Sitzung wird darüber gesprochen, wie es dem Betroffenen mit dem Quiz ergangen ist, ob es überraschende Inhalte für ihn gab und was ihn besonders beschäftigt hat. Der Behandler vermittelt auf Nachfrage weitere Informationen bzw. vertieft einzelne Aspekte, die für den Raucher von Interesse sind. Beispielsweise beschreibt der Therapeut die Folgen des Passivrauchens für Kinder, wenn ein Elternteil danach fragt.

Quiz als spielerische Methode der Wissensvermittlung

4.2.3 Pro-Contra-Liste

Um die Dissonanz des Rauchers zu fördern und somit neue Perspektiven zu ermöglichen, wird die Pro-Contra-Liste eingesetzt. Diese wird in Form einer Vier-Felder-Tafel am besten auf einem Flipchartpapier aufgeschrieben. Zu berücksichtigen ist, dass die Argumente auf die Person des Rauchers bezogen sein müssen und konkret formuliert werden. Schlagworte wie „Gesundheitsschäden" liest und hört ein Raucher häufig, doch er stellt meist keinen persönlichen Bezug her, weshalb allgemeine Appelle vermutlich kaum Wirkung auf Raucher haben. Bei der Entwicklung der Liste ist darauf zu achten, dass die Felder nacheinander bearbeitet werden. Der Betroffene sollte immer bei einem Feld bleiben. Die Rolle des Behandlers ist es, die Argumente auf die persönliche Ebene zu transportieren und zu konkretisieren („Was bedeutet das für Sie?" „Mit welchen Gefühlen ist das verbunden?"). Ggf. spricht der Therapeut noch nicht erwähnte Aspekte direkt an. Ohne dem Raucher die Antworten vorzugeben, wird der Berater ihn durch geleitetes Entdecken auf die noch nicht erfassten Gesichtspunkte lenken. So kann der Therapeut beispielsweise vorgehen:

„Es gibt Raucher, denen es sehr wichtig ist, mit der Zigarette ihren Appetit zu zügeln." oder „Es kann vorkommen, dass man die anregenden Gespräche in der Raucherecke vermisst, wenn man nicht mehr raucht".

Begonnen wird mit den Argumenten für das Rauchen, was den Raucher häufig überrascht, da er bei einer Tabakentwöhnung gerne viele Argumente gegen das Rauchen erwartet. Die Suche nach Argumenten für das Rauchen bietet die Möglichkeit, die Beziehung zum Klienten positiv zu gestalten, indem der Therapeut sein Verständnis für die positiven Aspekte des Rauchens ausdrückt und die Argumente wertschätzt. Auf der anderen Seite stehen die Argumente für das rauchfreie Leben. Es wird empfohlen die Überschrift „Rauchfreies Leben" zu wählen, statt vom „Aufhören" oder

Tabelle 9:
Pro-Contra-Liste

Was spricht für das Rauchen?	Was spricht gegen das Rauchen?
– Es macht mir Spaß, nach dem Essen zu rauchen. – Ich kontrolliere mein Gewicht mit dem Rauchen. – Mit meinen langjährigen Freuden verbindet mich das gemeinsame Rauchen. – Ich kann mich besser konzentrieren, wenn ich rauche. – Ich entspanne mich beim Rauchen. – Wenn ich rauche, fühle ich mich einfach besser.	– Rauchen erhöht mein Risiko an Krebs zu erkranken. Davor habe ich Angst. – Am Arbeitsplatz muss ich bei Wind und Wetter nach draußen, um zu rauchen. – Als Raucher bin ich ein schlechtes Vorbild für meine Kinder. – Ich mag das Gefühl der Abhängigkeit nicht. – Ich werde vermutlich früher sterben. – Es ärgerte mich, dass das Rauchen mich im Monat 180 € kostet. – Ich stinke. Das ist mir unangenehm. – Ich muss immer für Nachschub sorgen, sonst werde ich unruhig. – Ich fühle mich körperlich nicht fit.
Was spricht gegen das rauchfreie Leben?	**Was spricht für das rauchfreie Leben?**
– Ich werde vermutlich an Gewicht zunehmen. – Meine Freunde werden irritiert sein. – Ich habe Angst, es nicht zu schaffen. – Ich befürchte, sehr schlechte Stimmung zu bekommen. Dann werde ich mit meiner Frau streiten. – Ich habe Angst, dass ich etwas aufgebe, an das ich schon ganz lange gewöhnt bin. – Es wird mich viel Zeit (vermutlich zwei Monate) kosten, bis ich es geschafft habe, mich an das neue Leben zu gewöhnen	– Ich spare über 2.000 € im Jahr, die ich mehr im Urlaub habe. – Ich muss mich nicht mehr für meinen unangenehmen Geruch schämen. – Mein Risiko, an Krebs zu erkranken sinkt deutlich. – Ich kann stolz auf mich sein, wenn ich es geschafft habe. – Ich werde wieder besser joggen können. – Meine Haut wird schöner werden. – Ich muss mich nicht mehr wegen meiner Sucht schämen. – Ich muss nicht ständig daran denken, wie lange meine Zigaretten noch ausreichen

„Nichtrauchen" zu sprechen. Schon hiermit wird ein Perspektivwechsel im Sinne einer Zielorientierung vollzogen. Es geht bei der Entscheidungsfindung weniger darum, das Rauchen aufzuhören, sondern sich für das rauchfreie Leben zu entscheiden.

Für die Erstellung der Pro-Contra-Liste sollte hinreichend Zeit eingeplant werden. Die Vier-Felder-Tafel kann bei Zeitmangel oder bei kognitiver Überforderung des Rauchers auf eine zweiteilige Pro-Liste verkürzt werden, bei der einerseits Argumente für das Rauchen und andererseits für das rauchfreie Leben gesammelt werden. Dem Betroffenen wird die Liste mit nach Hause gegeben, damit er diese überprüfen und ggf. ergänzen kann. In Tabelle 9 ist eine typische Pro-Contra-Liste aufgeführt.

Viel Zeit für die Pro-Contra-Liste einplanen

Der Betroffene wird aufgefordert, sich die verschiedenen Gesichtspunkte vor Augen zu führen und abzuwägen. Zur Auswertung wird der Raucher gefragt, welche neuen Erkenntnisse er gewonnen hat oder ob alles für ihn so schon klar war, welche Schlussfolgerungen er aus der Liste zieht oder ob sich daraus zu diskutierende Fragestellungen ergeben. Das wichtigste bzw. die wichtigsten Argument(e) für und gegen das rauchfreie Leben können gekennzeichnet werden. Aufgabe des Behandlers ist es, festgefahrene Sichtweisen zu stören, denn das ermöglicht dem Raucher neue Perspektiven. Die größte Gefahr besteht darin, dass der Therapeut sich von der Argumentation der Vernunft auf Seiten des Betroffenen leiten lässt. Rauchen ist kein „vernünftiges" Verhalten und somit ist es sinnvoller, die emotionale Verstärkerqualität und Ängste zu diskutieren als sich mit dem Raucher schnell darüber einig zu sein, dass Rauchen viele Gesundheitsrisiken birgt.

4.2.4 Gedankenexperiment

Ein weiterer Schwerpunkt der ersten Behandlungsphase liegt auf dem Erkennen von Ängsten vor dem rauchfreien Leben. Wenn die Ängste nicht konkret beschrieben werden können, ist es wichtig, den Betroffenen dabei zu unterstützen, die Befürchtungen besser verbalisieren zu können, damit sie in der Motivationsphase therapeutisch bearbeitet werden können. Die genauen Ängste zu kennen, ist auch hilfreich, wenn der konkrete Rauchstopp geplant wird. Um diffuse Ängste anschaulicher zu machen, bedient sich der Behandler eines Gedankenexperiments. Der Raucher kann dabei visualisieren, welche Ängste er genau im Hinblick auf die Abstinenz hat und gleichzeitig selbst das Habituationsprinzip entwickeln. Der Raucher wird aufgefordert, sich eine fiktive Situation vorzustellen, in der er sich ohne Zigaretten und ohne Ablenkungsmöglichkeiten befindet, z.B. in einem Hotelzimmer in einem Land, in dem Zigaretten unbekannt sind. In der Vorstellung ist er also allein in einem Raum ohne Zigaretten und ohne

Befürchtungen gegenüber dem rauchfreien Leben durch Gedankenexperiment erkennen

Ablenkungsmöglichkeiten wie Fernseher, Bücher, Computer, Telefon oder Papier. Der Behandler fordert den Raucher auf, sich vorzustellen, was dann geschehen würde. Trotz der Instruktion, sagen viele Raucher, dass sie sich irgendwo Zigaretten besorgen würden. Der Therapeut weist immer wieder darauf hin, dass das in diesem gedanklichen Experiment nicht möglich ist. Da es oft schwer fällt, sich auf diese Vorstellung einzulassen, wiederholt der Behandler die Bedingungen immer wieder:

> „Sie sitzen also in diesem Raum ohne Zigaretten und ohne Ablenkungs-
> möglichkeiten. Was glauben Sie, würde mit Ihnen passieren?"

Benannt werden dann in der Regel die Gedanken und Gefühle, die den Raucher am Aufhören hindern. Drei Beispiele sollen einen Eindruck von dieser Intervention vermitteln.

Beispiele für Antworten von Rauchern:

– „Ich laufe unruhig durch das Zimmer und suche nach Zigaretten. Ich kann nicht still auf einem Stuhl sitzen, weil ich total unruhig werde; ich bin hektisch, so als wenn ich in einem zu hohen Gang laufen würde, ich kann nicht mehr richtig denken. Ich bin nur von dem Gedanken bestimmt, Zigaretten zu bekommen."
– „Ich bin unruhig, aber nach einer gewissen Zeit habe ich keine Energie mehr. So eine komische Mischung. Irgendwie fühle ich mich leer und habe keine Lust, andere Leute zu sehen. Am liebsten würde ich mir eine Decke über den Kopf ziehen."
– „Ich bekomme alle möglichen Entzugserscheinungen, Kopfschmerzen, Übelkeit und so. Es ginge mir sofort besser, wenn ich eine rauchen würde. Ich ärgere mich, dass ich nicht rauchen kann. Meine Nerven liegen blank!"

Der Behandler fragt immer wieder nach den Fantasien des Betroffenen: *„Was denken Sie jetzt genau? Was fühlen Sie? Was geht in Ihrem Körper vor? Was tun Sie?"* Der Raucher wird immer wieder nach einer zeitlichen Einschätzung seiner Reaktionen gefragt: *„Wie lange laufen Sie wie ein Tiger im Käfig im Zimmer umher?"* oder *„Wie sieht es eine Stunde später aus? Laufen Sie jetzt immer noch im Zimmer herum?"* Die Betroffenen können so erkennen, dass ihre befürchteten Reaktionen, die ihnen in der Vorstellung unendlich lang vorkommen, auch wieder geringer werden, ohne dass sie eine Zigarette rauchen. Hat sich der Raucher in seiner Vorstellung beruhigt, fragt der Behandler, was nach wenigen Tagen, einer

Woche, einem Monat oder einem Jahr geschehen würde. Die meisten Raucher beschreiben dann sehr gut eine typische Habituationskurve: Die Beschwerden nehmen ab, das Verlangen wird geringer, die Gedanken beschäftigen sich wieder mit anderen Inhalten als mit dem Verlangen nach einer Zigarette. Für viele Raucher ist es das erste Mal, dass sie sich ernsthaft vorstellen, ohne Zigaretten auszukommen. Ein abhängiger Raucher malt sich zwar zuweilen aus, wie es sein würde, wenn er plötzlich ohne Zigaretten wäre, aber das ist in der Regel so unangenehm, dass er den Gedanken abbricht und somit nicht die Fantasie entwickeln kann, sich an ein Leben ohne Zigaretten zu gewöhnen.

Neben der Entwicklung des Habituationsprinzips können hier schon Möglichkeiten skizziert werden, wie die befürchteten Folgen der Abstinenz bewältigt werden können. Das ist von großer Bedeutung, um die Ängste des Rauchers zu reduzieren. Das Wissen um wirksame Medikation kann die Angst vor Entzugserscheinungen beispielsweise erheblich mindern. Für einen sozial unsicheren Menschen kann die Information wichtig sein, dass er in der Behandlung lernen kann, sich von der Verführung zur Zigarette durch Arbeitskollegen abzugrenzen und „nein" sagen zu lernen.

4.2.5 Psychoedukation „Die Nikotinfalle"

Raucher sind davon überzeugt, dass ihnen Zigaretten helfen, das Leben besser bewältigen zu können und es genussreicher zu gestalten. Wie auch im Gedankenexperiment gesehen werden kann, ist es für einen Raucher nur schwer vorstellbar, eine Zeit ohne Nikotin auszukommen. Ein rauchfreies Leben wird zumindest zunächst als Verzicht bewertet. Dahinter steht die Überzeugung: „Alles wird schöner oder einfacher durch eine Zigarette". Diese Annahme bestätigt sich für den Raucher immer und immer wieder. Einerseits geht es ihm schlechter, wenn er nicht rauchen kann, andererseits erfüllen sich immer wieder seine Erwartungen an die Zigarette, wenn er sie raucht: Er fühlt sich entspannter, konzentrierter, motivierter oder zufriedener. Der Raucher unterliegt einer über Jahre stabilen Fehlattribution, denn er kann nicht sehen, dass der meiste Stress durch die Tatsache, dass sein Körper an Nikotin gewöhnt ist, entsteht. Mit abnehmendem Nikotinspiegel empfindet er ein Unbehagen, das er der jeweiligen Situation zuschreibt: Das Konzert ist langweilig, die Kollegen sind zu fordernd, die Aufgabe ist zu anstrengend oder die Kinder sind zu laut. Raucht er nun eine Zigarette, wird der Nikotinmangelzustand ausgeglichen, und er glaubt nun, die jeweilige Situation besser bewältigen zu können. Da dieser zentrale Mechanismus von Nikotinmangel, Wirkungserwartung und Fehlattribution über einen langen Zeitraum jeden Tag wieder gelernt wird, ist es wichtig, ihn dem Betroffenen didaktisch gut aufbereitet zu vermitteln. Im Folgenden wird ein Beispiel für ein psychoedukatives Vorgehen skizziert:

Beispiel:

Behandler: „Ich möchte Ihnen eine kleine Geschichte erzählen. Zwei Freunde verbringen gemeinsam einen Urlaubstag am Mittelmeer. Robert ist seit 15 Jahren Raucher. Sein Freund Achim hat noch nie geraucht. Morgens sitzen beide beim Frühstück im Hotel. Beide genießen es, endlich ohne Alltagsverpflichtungen in Ruhe dort zu sitzen und sich vom reichhaltigen Frühstücksbüfett zu bedienen. Während Achim das Gefühl der Freiheit immer mehr realisiert und seine Laune noch besser wird, wird Robert langsam unruhig. Ihn beginnen die kleinen Kinder im Raum zu nerven und die Bedienung, die den Kaffee bringt, ist eindeutig zu langsam. Die Anekdoten aus Achims letztem Urlaub findet er nicht mehr so interessant. Er zündet sich eine Zigarette an und fühlt sich sofort entspannter. Wollte er eben nur endlich vom Frühstück weg, setzt er sich jetzt wieder gemütlich hin und schmiedet mit Achim Pläne für den Tag.

Um 14:00 wollten die beiden Freunde eine Höhle besichtigen, es gibt nur die eine Führung an diesem Tag. Leider verfahren sie sich total und sitzen ziemlich angespannt im Auto. Während Achim sich auf der Karte zu orientieren versucht und sich darauf voll konzentriert, zündet sich Robert erstmal eine Zigarette an, weil er glaubt, sich damit besser konzentrieren zu können. Sie schaffen es noch, rechtzeitig zur Höhlenführung zu kommen und folgen neugierig der Touristengruppe in die Höhle. Beide sind beeindruckt von den Felsformationen und passen auf, dass sie im Halbdunkel nicht stolpern. Achim lauscht den Ausführungen des Höhlenführers und vergisst vollkommen die Zeit. Robert wird nach einiger Zeit unruhig, er kann den Ausführungen nicht mehr so gut zuhören, er hat den Eindruck, nun genug gesehen zu haben, so interessant sind Höhlen ja nun auch wieder nicht. Er wird immer ungeduldiger. Warum geht die Gruppe so langsam? Und warum sieht man immer noch kein Licht, das auf das Ende der Höhle hindeutet. Er ist jetzt nur noch damit beschäftigt, auf das Ende der Führung zu warten und kann kaum nachvollziehen, dass Achim offenbar immer noch ganz fasziniert ist. Endlich am Ende angekommen, drängt er raus und zündet sich als erstes eine Zigarette an. Nun sieht für ihn die Welt wieder ganz anders aus, er freut sich an der Sonne und bekommt wieder Urlaubsgefühle.

Am Ende des Tages gehen die Freunde in eine Disco. Beide trinken ein Bier. Achim findet, dass so ein Bier nach einem heißen Tag genau das richtige sei und genießt das Bier. Was glauben Sie, wie wird Robert, der Raucher sich fühlen und was wird er als nächstes tun?"

Raucher: „Sich eine Zigarette anzünden" (ist die erwartete Antwort des Klienten.)

Nun unterstützt der Behandler den Klienten mittels geleiteten Entdeckens, den Teufelskreislauf des Nikotins selbst zu erkennen z. B. so:

Behandler: „Ja, stimmt genau. Haben Sie eine Idee, warum er das tut?"

56

Raucher: „Weil das Bier dann besser schmeckt".

Behandler: „Genau! Robert hat den Eindruck, dass ihm das Bier besser schmeckt und dass ihm etwas fehlt, wenn er jetzt nicht raucht. Aber was ist mit Achim? Dem kann das Bier doch dann nicht schmecken!"

Raucher: „Dem schmeckt das Bier auch so. Der war ja auch nie Raucher!"

Behandler: „Was bedeutet das? Das Bier ist ja bei beiden das gleiche. Glauben Sie, dass Nichtraucher nicht genießen können?"

Raucher: „Naja, die sind ja manchmal verkniffener."

Behandler: „Und was meinen Sie zu der Situation als sich die beiden verfahren haben? Glauben Sie, dass Menschen, die nicht rauchen, schlechter mit Stress umgehen können als Raucher?"

Dass rauchfreie Personen nicht genießen können und ihnen etwas fehlt, wird von Rauchern häufig bejaht. Dass sie aber schlechter Stress bewältigen können, weil sie nicht rauchen, bzw. den Stress besser bewältigen würden, wenn sie rauchen würden, wird kaum ein Raucher annehmen.

Ziel ist, dass der Raucher erkennt, dass die vermeintliche Problemlösung das Problem verursacht. Zur Illustration des Gesagten wird eine Grafik aufgezeigt oder gemeinsam entwickelt (vgl. Abb. 10), aus der hervorgeht, wie die Befindlichkeit des Rauchers durch den Nikotinmangel negativ beeinflusst wird und das Rauchen im Sinne einer negativen Verstärkung das Befinden verbessert. Es ist zwingend erforderlich, dass diese zentrale Erkenntnis vom Raucher gut verstanden wird. Ggf. können weitere Beispiele eingebracht werden, um das Prinzip zu verdeutlichen.

– Auch wenn es ein sehr angenehmes Gefühl ist, dass sich ein Verkehrsstau endlich auflöst, wird ein Autofahrer nicht bewusst den Stau ansteuern, um nach ein paar Stunden wieder das angenehme Gefühl zu erlangen, dass der Stau sich auflöst. Im Gegenteil, er wird versuchen, den Stau zu vermeiden.

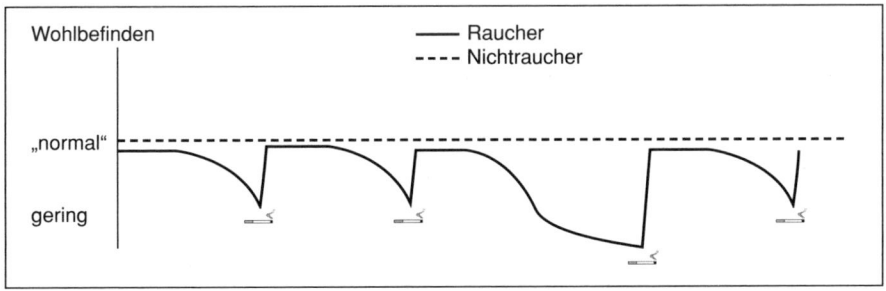

Abbildung 10:
Einfluss des Rauchens auf die Stimmung

– Eine Person sitzt am offenen Fenster. Der Straßenlärm stört beim Fernsehen. Sobald das Fenster geschlossen wird, genießt die Person die Ruhe und den ungestörten Fernsehgenuss. Wird die Person das Fenster immer wieder öffnen und es wieder schließen, um den angenehmen Unterschied zwischen Krach und Ruhe zu erleben?
– Manchmal verbrennt man sich den Mund, wenn man eine zu heiße Suppe isst und es ist sehr schön, wenn man merkt, dass der Schmerz nach einiger Zeit langsam nachlässt. Man würde es sich aber sicher nicht zur Gewohnheit machen, zu heiße Suppe zu essen, nur um zu spüren, dass Schmerz auch nachlassen kann.

4.3   Vorbereiten des rauchfreien Lebens

In der zweiten Phase des MIT wird der Rauchstopp vorbereitet. Auf der psychologischen Ebene wird mit verhaltenstherapeutischen Interventionen der Rauchstopp vorbereitet, gleichzeitig wird der Einsatz von Medikamenten besprochen und ggf. geplant. Die Verhaltensmodifikation bezieht sich jedoch nicht nur auf das Beenden des Rauchens. Ebenso wichtig ist, dass der Raucher sein Selbstbild ändert und somit eine Identität als rauchfreie Person entwickelt.

Während in der ersten Phase der Behandlung der ambivalenten Haltung des Betroffenen viel Raum gegeben und die Entscheidung abgewartet wird, ist die Phase der Verhaltensänderung durch ein direktiveres auf den Rauchstopp ausgerichtetes Vorgehen des Behandlers gekennzeichnet.

4.3.1 Bekräftigung der Entscheidung und Festlegung des Stopptags

Hat sich der Raucher zum Aufhören entschlossen, ist es wichtig, ihn dafür explizit zu verstärken und deutlich werden zu lassen, dass es sicher kein leichter Entschluss gewesen sein mag. Ist es durch die motivierende Gesprächsführung gelungen, eine gute Arbeitsbeziehung aufzubauen, wirkt der Behandler als sozialer Verstärker und darf nicht vergessen, dass der Raucher sich entschlossen hat, einen für ihn exzellent funktionierenden Belohnungsmechanismus aufzugeben. Das und die Angst zu versagen, verunsichern den Betroffenen, deshalb braucht er nun Ermutigung und Verstärkung für seine Entscheidung.

Stopptag vereinbaren

Schon jetzt wird der Termin für den Stopptag festgelegt, somit hat der Raucher einen klaren Zeitplan für sein Zielverhalten, das rauchfreie Leben. Es sollte aber noch mindestens eine weitere Sitzung vor dem Stopptag stattfinden.

58

4.3.2 Beobachten von Nichtrauchern

Modelllernen
nutzen

Rauchern, die es Jahrzehnte lang gewöhnt sind, bei fast allen Alltagshandlungen eine Zigarette in der Hand zu halten, fällt es schwer, sich vorzustellen, wie sie sich ohne Zigarette in diesen Situationen verhalten könnten. Was tut man beispielsweise unmittelbar nach dem Essen? Oder was macht man in einer Kneipe mit seinen Händen? Eine gute Möglichkeit, Alternativverhalten zum Rauchen zu entwickeln, ist es, rauchfreie Personen im Alltag zu beobachten. Der Raucher wird angeleitet, gezielt Personen zu beobachten, die in seinen typischen Rauchsituationen nicht rauchen. Ihr Verhalten soll der Raucher in einem Beobachtungsbogen auflisten (vgl. Abb. 11). Für manche Raucher wird diese Aufgabe attraktiver, wenn sie Fotos von ihren typischen Rauchsituationen machen, in denen andere aber nicht rauchen. Einerseits erhöht das die Aufmerksamkeit für die Übung, andererseits wird ein anderer Sinneskanal angesprochen, was die Erinnerbarkeit der alternativen Handlungsweisen vergrößert. Der Raucher kann rauchfreie Personen allgemein beobachten, vielleicht gibt es aber auch besondere Menschen, die er beobachten möchte und die er als Modell für ein rauchfreies Leben als besonders attraktiv einschätzt.

Situation	Was tut ein Nichtraucher?
Telefonieren	Mit einem Stift spielen; zeichnen
Im Café sitzen	Leute beobachten; mitgebrachte Zeitung lesen

Abbildung 11:
Beobachtungsprotokoll

4.3.3 Entwicklung und Planung von Alternativverhalten

Ausgehend von den in der Verhaltensanalyse identifizierten, das Rauchen auslösenden Situationen, Tätigkeiten und Stimmungen werden Verhaltensalternativen für das rauchfreie Leben geplant. Das kann ein Gameboyspiel, Gymnastik oder auch ein Gebet sein. Das Entscheidende ist, dass es für den Raucher eine attraktive Alternative ist. Wenig Erfolg versprechend ist es, einem Sportmuffel, der das Rauchen aufgeben möchte, zum Joggen zu raten. Er müsste dann gleich zwei neue Verhaltensweisen aufbauen, was in der Regel eine Überforderung darstellt.

Kreative
Suche nach
Alternativen

Da das Rauchen eine den Alltag begleitende Tätigkeit ist, müssen entsprechend praktikable Strategien gefunden werden, die das Aufhören unterstützen. Als Grundlage für die Vorbereitung des rauchfreien Lebens dienen die Selbstbeobachtung zu Behandlungsbeginn und die Informationen zur Funktionalität des Rauchens, denn darüber sind fast alle Situationen erfasst, in denen der Raucher zur Zigarette greift. Für alle aufgeführten Situationen müssen alternative Verhaltensweisen gefunden werden. Dazu füllt der Raucher als Hausaufgabe eine entsprechende Liste aus (vgl. Anhang, S. 121). In Tabelle 10 sind typische Situationen, Tätigkeiten und Gefühlszustände, in denen geraucht wird, und mögliche Verhaltensalternativen aufgeführt.

Tabelle 10:

Auslösesituationen und Alternativverhalten

	Auslöser für Rauchverhalten	Alternative Verhaltensweisen
Situationen	nach dem Aufwachen	– direkt aufstehen – Dehnübungen machen – Glas Wasser trinken, das am Bett bereit steht
	nach dem Frühstück	– Zeitung lesen – direkt vom Tisch aufstehen – Kreuzworträtsel lösen
	auf dem Spielplatz	– interessantes Buch oder Zeitschrift lesen – stricken, häkeln – mit anderen Eltern unterhalten – Salzstangen oder Obst essen – Wasser trinken
	auf Partys	– viel bewegen, tanzen – sich mit Menschen unterhalten, die nicht rauchen – zwischendurch bewusst draußen frische Luft einatmen
	in der Arbeitspause	– etwas trinken – bewusst frische Luft am offenen Fenster einatmen – einige Gymnastikübungen machen – Entspannungsübungen machen
	am PC/ am Schreibtisch	– Wasser oder Tee trinken – zuckerfreie Kaugummis kauen
	in der Badewanne	– Gummibärchen essen – Buch lesen – Imagination der positiven Nichtrauchsituation – Duschen statt baden

60

Tabelle 10 (Fortsetzung):
Auslösesituationen und Alternativverhalten

	Auslöser für Rauchverhalten	Alternative Verhaltensweisen
Situationen	nach dem Sex	– Partner streicheln – tagträumen – schlafen
	in der Kneipe	– mit Bierdeckeln spielen – Salzstangen essen – sich neben Personen setzen, die nicht rauchen
Tätigkeiten	beim Telefonieren	– Kugelschreiber als Spielzeug für die freie Hand – an einem anderen Platz telefonieren – mit Stift kritzeln – mit der anderen Hand telefonieren
	beim Autofahren	– interessante Hörbücher hören – bewusst Radio hören – zuckerfreie Kaugummis kauen
	beim Sprechen mit Anderen	– Kugelschreiber als Spielzeug für die freie Hand – mit Ring spielen – mit Daumen und Zeigefinger andere Hand massieren
	beim Lesen	– an anderem Platz lesen – Salzstangen oder Gummibärchen essen – Wasser oder Tee trinken – mit Handschmeichler spielen
	beim Spazieren-gehen	– statt Zigarette Wanderstock in die Hand nehmen – bewusst frische Luft einatmen – neue Wege gehen – Hund eines Nachbarn mitnehmen – zuckerfreie Kaugummis kauen
	beim Kaffee trinken	– neue Tasse benutzen – Tee statt Kaffee trinken – ein Glas Wasser zum Kaffee trinken – bewusst ein paar Kekse oder einen Riegel Schokolade essen
	beim Alkohol trinken	– in den ersten Tagen alkoholfreie Getränke wählen – weniger Alkohol trinken – Salzstangen essen – mit Stift spielen

Tabelle 10 (Fortsetzung):
Auslösesituationen und Alternativverhalten

	Auslöser für Rauchverhalten	Alternative Verhaltensweisen
Tätigkeiten	beim Warten	– Rätsel lösen – Kurzentspannung – Imagination der positiven Nichtrauch-situation
	beim Fernsehen	– Salzstangen essen – Zeitschrift durchblättern – handarbeiten – mit Handschmeichler spielen – statt Fernsehen lesen, Sport treiben, schlafen
Stimmungen	bei Langeweile	– Liste von interessanten Tätigkeiten erstellen bzw. ergänzen – etwas von der Liste der interessanten Tätigkeiten tun – telefonieren – aufräumen – den nächsten Urlaub planen
	bei Anspannung	– Entspannungsübungen machen – Sport treiben – herausfinden, was die Anspannung genau erzeugt – ablenken – mit Haustieren beschäftigen
	bei Ärger	– mit jemandem darüber sprechen – Sport treiben – auf ein Kissen schlagen – Anlass des Ärgers aufschreiben
	bei Traurigkeit	– mit jemandem etwas Angenehmes unternehmen – mit jemandem über die Traurigkeit sprechen – weinen – Gefühl genau beobachten – sich selbst etwas Gutes tun – sich verwöhnen lassen
	bei Stolz	– aufschreiben, worauf man stolz ist – sich selbst bewusst auf die Schulter klopfen – sich mit etwas Schönem belohnen – jemandem vom Erfolg erzählen – ins Tagebuch schreiben
	bei Freude/ Glücksgefühl	– Mit anderen darüber reden – Freude ganz bewusst wahrnehmen

4.3.4 Pharmakologische Behandlung

Der medikamentösen Behandlung wird im Rahmen der Tabakentwöhnung eine besondere Bedeutung beigemessen. In Deutschland sind derzeit (Stand April 2007) mit den nikotinhaltigen Präparaten[3], dem ursprünglich als Antidepressivum entwickelten Bupropion (Handelsnahme Zyban®) und dem spezifisch für den Einsatz bei der Tabakentwöhnung entwickelten Vareniclin (Champix®) verschiedene Medikamente für die Behandlung der Tabakabhängigkeit zugelassen. Es ist damit zu rechnen, dass weitere Medikamente in absehbarer Zeit auf den Markt kommen. Da es sich bei der Tabakabhängigkeit um eine biopsychosoziale Störung handelt, die in ein entsprechendes komplexes Gefüge eingebunden ist, wird jedoch auch zukünftig eine medikamentöse Behandlung als alleinige Maßnahme nicht ausreichend sein. Eine Verbesserung der Behandlungseffekte durch die Kombination des kognitiv-verhaltenstherapeutischen Vorgehens mit neuen Medikamenten wäre sehr wünschenswert.

Bisherige medikamentöse Behandlungen zielen auf eine Unterdrückung der Entzugssymptomatik, inklusive des Rauchverlangens ab. Eine Kombination der kognitiv-verhaltenstherapeutischen und medikamentösen Behandlung ist in jedem Fall in Erwägung zu ziehen.

Nikotinhaltige Präparate bieten Unterstützung nach dem Rauchstopp

Nikotinhaltige Präparate versorgen den Körper mit Nikotin, ohne dass er die im Tabakrauch enthaltenen Schadstoffe aufnimmt. Entzugserscheinungen und das Rauchverlangen lassen sich durch die Gabe von Nikotin verringern, da die physischen Entzugserscheinungen nach beginnender Tabakabstinenz u. a. durch den relativen Nikotinmangel an den peripheren und zentralen nikotinergen Aczetylcholinrezeptoren bedingt sind. Eine ausreichend hoch dosierte Nikotinsubstitution mildert Entzugssymptome, verringert das Rauchverlangen und unterdrückt die Gewichtszunahme nach dem Rauchstopp.

Nikotinhaltige Medikamente sind rezeptfrei in verschiedenen Darreichungsformen in Apotheken erhältlich (vgl. Tab. 11):
– Nikotinpflaster in drei Stärken als Darreichungsformen über die Zeit von 16 und 24 Stunden,
– Nikotinkaugummi zu 2 und 4 mg,
– Nikotinlutschtablette,
– Nikotinsublingualtablette,
– Nikotinnasenspray (rezeptpflichtig, in Deutschland nicht im Handel),
– Nikotininhaler (in Deutschland nicht im Handel).

---

3   Die übliche Bezeichnung Nikotinersatzpräparate wird hier nicht verwandt, weil sie irreführend ist. Durch die Präparate wird das Nikotin nicht ersetzt, sondern lediglich auf andere Art zugeführt.

Tabelle 11:

Nikotinpräparate mit Darreichungsform, Handelsname, Dosierung, Anwendungsdauer

Darreichungs-form Handelsname/ Hersteller	Dosierungs-formen	Anwendung	Anwendungsdauer
Kaugummi Nicorette® (Pfizer) Nicotinell® (Novartis)	2 mg 4 mg Verschiedene Geschmacks-richtungen	**Beim Einsatz nach dem Rauchstopp:** − 2 mg Variante bei < 20 Zig./d − 4 mg Variante bei ≥ 20 Zig./d − stündlich oder bei Verlangen − 8 bis 12 (Max. 16) Kaugummis/d Anwendungsprinzip: „Kauen-Parken-Kauen"	2 bzw. 3 Phasen: − Beginn: 4 bis 12 Wochen volle Dosis − Danach 4 bis 12 Wochen Reduktion ODER Wechsel von 4 mg auf 2 mg − Ggf. weitere 4 bis 6 Wochen Reduktion, danach keine Einnahme mehr → insg. maximal etwa 3 Monate
		Als Substitution beim schrittweise Reduzie-ren, bei Rauchverlan-gen/in Rauchpausen: − 2 mg bei < 20 Zig./d − 4 mg bei ≥ 20 Zig./d − Schrittweise Reduktion von Zigaretten bis zum Rauchstopp bei gleichzeitiger Erhöhung der Kaugummidosierung	4 Phasen: − Beginn: 1. Tag bis 6. Woche Zigaretten-konsum um 50 % reduzieren, Ausgleich mit Kaugummi − 7. Woche bis 6. Monat, Kompletter Rauch-stopp, dann volle Kaugummidosie-rung − 7. Monat bis 9. Monat: Kaugummi wie beim sofortigen Aufhören anwenden − 9. Monat bis 12. Monat: Geringere Dosierung, dann Reduktion des Kaugummis bis keine Einnahme mehr
Pflaster, 16 Stunden Nicorette® (Pfizer) NiQuitin® (GlaxoSmith Kline) Nikofrenon® (Riemser)	3 verschiedene Stärken − 24,9 mg, 16,6 mg, 8,3 mg − 21 mg, 14 mg, 7 mg − 30 mg, 20 mg, 10 mg	− 16-Stunden-Pflaster − Auf trockene, unbehaarte, fettfreie Stelle kleben − Nachts abnehmen − Am nächsten Tag auf andere Stelle kleben	3 Phasen: − 8 Wochen: 24,9 mg − 2 Wochen: 16,6 mg − 2 Wochen: 8,3 mg → insgesamt etwa 3 Monate

64

Tabelle 11 (Fortsetzung):

Nikotinpräparate mit Darreichungsform, Handelsname, Dosierung, Anwendungsdauer

Darreichungs-form Handelsname/ Hersteller	Dosierungs-formen	Anwendung	Anwendungsdauer
Pflaster, 24 Stunden Nicotinell® (Novartis)	3 verschiedene Stärken 52,5 mg 35 mg, 15,5 mg	– 24-Stunden-Pflaster – Auf trockene, unbehaarte, fettfreie Stelle kleben – Am besten morgens wechseln – Am nächsten Tag auf andere Stelle kleben	3 Phasen: Bei > 20 Zig./d: – 3 bis 4 Wochen 52,5 mg – 3 bis 4 Wochen 35 mg – 3 bis 4 Wochen 17,5 mg Insgesamt 9 bis 12 Wochen.
Nasenspray Nicorette® (Pfizer)	Pro Sprühstoß 0,5 mg (50 µl Lösung)	– 1 bis 2 Anwendun-gen/h nach Bedarf – Für Erwachsene ab 18 Jahren – Je ein Sprühstoß in jede Nasenöffnung = 1 Anwendung – Max. 40 Anwendun-gen pro Tag	– 4 Wochen lang Dosie-rung wie empfohlen – danach schrittweise Reduktion der Nikotin-menge bis auf 0 → insg. max. 3 Monate anwenden

Die Nikotinpräparate sind bei bestimmungsgemäßer Anwendung gut verträglich und ungefährlich, die Gefahr einer Abhängigkeit scheint insgesamt gering (keine Gefahr beim Nikotinpflaster, geringe Gefahr bei Nikotinkaugummi und Nikotintablette, relativ größte Gefahr beim Nikotin-Nasenspray). Manche der Entzugserscheinungen werden von den Rauchern als „Nebenwirkungen" der Medikation erlebt. Bei sachgemäßer Anwendung sind für den Raucher, der an den Effekt von Nikotin aus der Zigarette gewöhnt ist, kaum Nebenwirkungen zu erwarten. Spezifische Nebenwirkungen können aufgrund der ungewohnten Applikationsweise auftreten: Beim Pflaster sind dies lokale allergische Hautreaktionen, Brennen oder Ödeme, bei oraler Nikotinzufuhr Irritationen in Mund oder Hals. Der häufigste Anwendungsfehler ist die Unterdosierung, der aus der unbegründeten Angst vor Nebenwirkungen einer Überdosierung erfolgt. Wenn sich der Raucher für die Behandlung mit Nikotinpräparaten entscheidet, sollte er diese in hinreichend starker Dosierung und hinreichend lange anwenden, um die gewünschten Effekte auf die Reduktion der Entzugserscheinungen zu erreichen.

Auf ausreichende Dosierung achten

Differenzielle Indikationsstellungen sind bisher wenig untersucht. Der Einsatz von Nikotinpräparaten erscheint besonders angezeigt, wenn aus den bisherigen Abstinenzversuchen zu erkennen ist, dass mit stärkerer Entzugssymptomatik, starkem Craving, depressiver Verstimmung oder Gewichtszunahme zu rechnen ist, vor allem wenn dies Gründe für erneutes Rauchen in der Vergangenheit waren. Er kann weiterhin empfohlen werden, wenn solche Erfahrungen nicht vorliegen, aber Angst vor Entzugserscheinungen eine Rolle spielt. Nikotinpflaster erzeugen einen relativ konstanten Nikotinblutspiegel, der sich nach 30 bis 60 Minuten aufgebaut hat. Insbesondere Nikotinnasenspray oder Nikotinkaugummi sind geeignet, Entzugssymptome auch kurzfristig zu unterdrücken, da durch sie innerhalb von 15 bis 30 Minuten ein hinreichend wirksamer Nikotinpegel aufgebaut wird. Die 4 mg-Kaugummis sind im Vergleich zu den 2 mg-Kaugummis effektiver, werden aber wegen stärkerer Reizung der Schleimhäute weniger gut akzeptiert. Die Kombination einer Basisapplikation durch Pflaster und bedarfsangepasster Gabe eines schneller wirksamen Präparats (Kaugummi, Tablette, Nasenspray, Inhaler) kann die Erfolgsquote erhöhen und ist bei einer starken körperlichen Abhängigkeit zu empfehlen (Fiore et al., 2000).

Die Nikotinpräparate werden in der Regel mit Beginn der Abstinenz eingesetzt. Wenn das Kaugummi zum Einsatz kommen soll, spricht einiges dafür, dieses bereits vor dem Rauchstopp einzusetzen. Das Kaugummi kann einzelne Zigaretten ersetzen und der Raucher erlernt rechtzeitig die richtige Handhabung, insbesondere das richtige Kauen des Präparats. Innerhalb von zwölf Wochen nach dem Rauchstop soll das Nikotinpräparat ausgeschlichen werden. Eine fortgesetzte Einnahme von Nikotin über Medikamente kann in Erwägung gezogen werden, wenn anderweitig eine Abstinenz nicht aufrechterhalten werden kann.

Bupropion (Zyban®) und Vareniclin (Champix®) sind für die Tabakentwöhnungsbehandlung zugelassene rezeptpflichtige Medikamente ohne Nikotin. Der genaue Wirkmechanismus von Bupropion ist unklar; es wird angenommen, dass das Rauchverlangen und die Entzugssymptome über eine zentrale Wiederaufnahmehemmung von Dopamin und Noradrenalin unterdrückt werden. Seine Effektivität entspricht in etwa der von Nikotinpräparaten. In den deutschen Leitlinien zur Tabakentwöhnung (Batra, Schütz & Lindinger, 2006) wird Bupropion aufgrund der möglichen Nebenwirkungen (Schlafstörungen, Mundtrockenheit, Gefahr von Krampfanfällen) als Medikament zweiter Wahl empfohlen. Die Kombination von Bupropion und Nikotinpflaster erbringt eine höhere langfristige Abstinenzrate, hat aber auch eine höhere Nebenwirkungsrate zur Folge.

Vareniclin bindet sich an die alpha4beta2-nicotinergen Acetylcholin-Rezeptoren. Dabei wirkt Vareniclin einerseits wie Nikotin (als partieller Agonist) und lindert dadurch die Symptome des Rauchverlangens. Gleichzeitig wirkt es aber auch gegen Nikotin (als Antagonist), indem es an dessen Stelle tritt. Dadurch werden die angenehmen Effekte des Rauchens reduziert, wenn trotz der Medikation geraucht wird. Da Vareniclin erst im März 2007 zugelassen wurde, liegen bisher nur wenige, aber durchweg positive Erfahrungen aus der klinischen Praxis vor. Die wissenschaftlichen Ergebnisse bescheinigen eine bessere Wirksamkeit und Verträglichkeit als Bupropion. Beide Medikamente werden sieben Tage vor dem geplanten Rauchstopp täglich eingenommen, wobei die Dosis bis zum Erreichen der Maximaldosis nach 7 Tagen schrittweise erhöht wird. Die Einnahmedauerempfehlung beträgt mindestens sechs Wochen (Bupropion) bzw. 12 Wochen (Vareniclin).

In Vorbereitung des Stopptags werden dem Raucher die Möglichkeiten und Wirkweisen der im Rahmen der Tabakentwöhnung zugelassenen Pharmaka vorgestellt. Paradoxerweise lehnen manche langjährige Raucher Nikotinpräparate ab, weil sie ihrem Körper kein Nikotin zufügen möchten, von dem sie ja nun abschwören möchten. Anderen Rauchern sind die Produkte zu teuer oder sie glauben, dass sie nur dann langfristig erfolgreich sein können, wenn sie es „ganz allein" schaffen. Liegt nach der Einschätzung des Behandlers eine klare Indikation für eine pharmakologische Begleitbehandlung vor, werden die eindeutigen Ergebnisse wissenschaftlicher Untersuchungen zitiert, nämlich dass eine medikamentöse Unterstützung die Erfolgsquoten von Tabakentwöhnung erhöht (vgl. Kap. 4.6). Weiterhin gilt es, die dysfunktionalen Kognitionen des Gegenübers zu modifizieren. Der erste Schritt ist die verständliche Gabe von Informationen über den Unterschied von physischer und psychischer Abhängigkeit und dass beide über unterschiedliche Wege angegangen werden müssen. Die bestehenden Kognitionen werden hinterfragt und verändert. Unterstützend kann das Bild eines Bergsteigers sein, der seine Tour gut gerüstet beginnen sollte, wenn er den Gipfel gesund erreichen möchte. Die Ausrüstung kostet Geld, doch sie sichert ihn ab und die sportliche Leistung wird deshalb nicht in Frage gestellt. Wenn der Raucher sich entschieden hat, erhält er die Aufgabe, sich die Pharmaka bis zur nächsten Sitzung zu beschaffen.

4.3.5 Vorbereitung des Stopptags

Das MIT präferiert die Schlusspunktmethode, das bedeutet, dass der Tabakkonsum zu einem festgesetzten Zeitpunkt komplett eingestellt wird, ohne dass zuvor das Rauchen reduziert wurde. Der Raucher kann und soll zunächst weiterrauchen wie bisher. Nicht vorgesehen ist eine schrittweise Reduktion oder Veränderung des Rauchverhaltens, indem beispielsweise mit jeder Schachtel eine andere Zigarettenmarke konsumiert wird, die Zigaretten nur noch zur Hälfte geraucht werden, in bestimmten Situationen auf das Rauchen verzichtet wird oder die Zigarettenanzahl systematisch reduziert wird. Wenn ein Raucher ein solches Vorgehen wünscht, können solche Zwischenschritte einbezogen werden. Es besteht jedoch die Gefahr, dass das Ziel des Rauchstopps aus den Augen verloren und zu Gunsten eines kurzzeitig kontrollierten Rauchens aufgegeben wird, das mittelfristig meist einen Rückfall in altes Rauchverhalten zur Folge hat. Auf diese Gefahr macht der Behandler aufmerksam und nutzt ggf. das Wissen aus

Ausschleichen nur in Ausnahmefällen

der Rauchgeschichte, um dem Betroffenen von einem kompletten Stopp ohne Zwischenschritte zu überzeugen, da der sicherer im Hinblick auf das Ziel der Abstinenz ist.

In der letzten Sitzung vor dem Stopptag wird dieser sorgfältig und differenziert vorbereitet. Wenn ein Betroffener den Rauchstopp vollkommen selbstständig planen möchte und in dieser Hinsicht keine Unterstützung benötigt, spricht der Behandler den Stopptag mit dem Betroffenen durch, um zu prüfen, ob unrealistische Erwartungen oder Planungen die Beendigung des Rauchens verhindern könnten.

Präzise und realistische Vorbereitung des Stopptags

An diesem Tag soll langjährig eingeübtes Verhalten mit hohem Belohnungswert beendet werden und neues Verhalten in das bestehende Repertoire integriert werden. Das ist eine hohe Anforderung, weshalb die Rückfallgefahr in den ersten Tagen nach dem Rauchstopp am höchsten ist. Der Therapeut kann sich mit dem Raucher gemeinsam vorstellen, wie der erste rauchfreie Tag als Videofilm aussehen könnte. Das gibt einen hinreichenden Präzisionsgrad für die Planung. Eine konkrete, wirklichkeitsnahe Planung des ersten rauchfreien Tages gibt dem Raucher eine Sicherheit für diesen Tag. Raucher und Berater gehen den Stopptag in der Vorstellung durch und entwickeln gemeinsam Strategien für den ersten rauchfreien Tag. Hierbei ist es äußerst wichtig, dass der Berater eine Balance in der Gesprächsführung zwischen geleitetem Entdecken und Informationsvermittlung beachtet. Macht der Berater zu viele Vorgaben, kann sich der Raucher bevormundet fühlen oder seine subjektive Realität ist zu weit von der des Beraters entfernt. Macht der Berater kaum Vorschläge, kann sich der Raucher zu wenig unterstützt fühlen. Der Berater fragt immer wieder, was die Planung stören könnte und was der Raucher dann alternativ tun würde. Die Ideen zur Bewältigung des ersten Tages ohne Zigarette werden vom Berater positiv verstärkt, er hat aber auch die Aufgabe, unrealistische Vorstellungen in Zweifel zu ziehen. Für einen Raucher, sei er im Leben in anderen Bereichen auch noch so erfolgreich, ist es nach 30 Jahren des Rauchens eine völlig neue Erfahrung, einen rauchfreien Tag zu verbringen und ihm fehlt möglicherweise auch gerade zu Beginn die Gelassenheit, sich mit unvorhergesehenen Störungen des besprochenen Tagesablaufs bewältigend auseinanderzusetzen. Solche Frustrationen sollen ihm weitestgehend durch vorausschauende Planung erspart werden, denn sie bergen ein hohes Rückfallpotenzial. Möchte der Raucher beispielsweise am Stopptag in seine Lieblingssauna gehen, so muss sichergestellt sein, dass sie nicht gerade wegen Renovierungsarbeiten geschlossen ist.

Zu Beginn Stimuli kontrollieren

Zunächst bezieht sich die Planung auf stimuluskontrollierende Maßnahmen. Mit dem Raucher wird besprochen, dass Hinweisreize, die das Rauchen auslösen könnten, möglichst entfernt oder verändert werden bzw. Orte aktiv gemieden werden, die eine hohe Rückfallgefahr bergen. Die Maßnahmen der Stimuluskontrolle umfassen beispielsweise:

– Entfernen von Rauchutensilien (Zigaretten, Tabak, Aschenbecher und Feuerzeug) aus der Wohnung, dem Garten, dem Auto bzw. vom Arbeitsplatz.
– Meiden von Getränken, die mit dem Rauchen assoziiert sind (Kaffee, Alkohol).
– Bitte an Raucher, in der eigenen Gegenwart nicht zu rauchen und keine Zigaretten anzubieten.
– Meiden von Festen, Kneipen, Kegelausflügen o. Ä.

Da eine Stimuluskontrolle nur in beschränktem Ausmaß möglich ist, wird mit dem Raucher das konkrete alternative Verhalten für die zu erwartenden Situationen durchgesprochen. Eine Liste mit alternativen Verhaltensweisen ist im Kapitel 4.3.3 dargestellt.

Das Rauchen der letzten Zigarette und der Abschied vom Raucherleben sollten vom Berater angesprochen werden, wobei die Raucher in der Regel selbst gute Ideen entwickeln. Der Berater kann erwähnen, dass ein Abschiedsritual von vielen Rauchern als hilfreich empfunden wird. So ist es möglich, sich von der letzten Zigarette auf eine besondere Art zu verabschieden, indem man sie an einem besonderen Ort „beerdigt" oder man kann in einem „Brief an die letzte Zigarette" die Gedanken an die nun zu beendende Zeit als Raucher darlegen. Man kann auch die letzte Zigarette bewusst an einem speziellen Ort rauchen und genießen oder an seinem letzten Rauchertag möglichst viele Zigaretten hintereinander rauchen, um noch einmal zu spüren, wie scheußlich das Rauchen sein kann.

Abschiedsritual anregen

4.3.6 Umgang mit Entzugssymptomen

Das Thema Entzugserscheinungen ist immer ein Thema in der Tabakentwöhnung und wird deshalb aktiv vom Behandler angesprochen, wenn es der Raucher nicht tut. Viele der Betroffenen befürchten Entzugserscheinungen nach dem Absetzen der Zigaretten und haben Angst davor. Die kognitiven und emotionalen Aspekte der Entzugserscheinungen werden zunächst im Rahmen der Psychoedukation besprochen. In einem zweiten Schritt werden konkrete Verhaltensstrategien für den Umgang mit Entzugssymptomen geplant.

4.3.6.1 Kognitive Bewertung

Die Psychoedukation zu Entzugssymptomen hat vor allem entängstigenden Charakter. Zunächst ist es wichtig, den Raucher darüber zu informieren, dass nur 50 % aller Raucher Entzugserscheinungen spüren. Wenn Entzugserscheinungen auftreten, beginnen sie innerhalb von zwei bis drei Stunden nach der letzten Zigarette und dauern bis zu zwei Wochen an (vgl.

Entzugssymptome entkatastrophisieren

69

Kap. 1.1.1). Der Berater kann durch eine realistische Einordnung der Beschwerden, dem Raucher helfen, den Entzug bewältigbar erscheinen zu lassen. Das geschieht beispielsweise, indem die Entzugsbeschwerden mit einer Erkältung oder einem Muskelkater verglichen werden:

> „Eine Erkältung ist kein angenehmer Zustand. Aber es ist bekannt, dass dieser Zustand nur sieben bis zehn Tage andauert und die Beschwerden danach völlig zurückgehen. Wenn sich der Betroffene darauf einstellt und angemessen verhält, kann er sich Erleichterung verschaffen und die Erkältung gelassener überstehen. Auch ein Muskelkater kann schmerzhaft, hinderlich und ärgerlich sein – aber nach wenigen Tagen ist er auch wieder verschwunden."

Der Behandler sensibilisiert sein Gegenüber dafür, dass die subjektive Bewertung von Symptomen eine große Rolle für das Ausmaß der Entzugssymptome spielen kann:

> „Stellen Sie sich vor, jemand bereitet sich auf eine Prüfung vor und bekommt vor lauter Anspannung Kopfschmerzen. Er kann sich sagen, dass das in der Situation normal ist und sicher bald wieder vergehen wird, oder er kann die Kopfschmerzen in den Mittelpunkt seines Denkens stellen und schimpfen, dass es nicht sein darf, dass er ausgerechnet jetzt auch noch Kopfschmerzen bekommt, dass so etwas immer ihn treffen muss und dass er sie bestimmt noch lange haben wird. Diese Art zu denken, wird die Anspannung erhöhen und somit den Kopfschmerz verstärken. Der Betroffene kann also selbst auch beeinflussen, wie stark die Beschwerden im Entzug werden."

Der Behandler kann dem Raucher als Maxime mit auf den Weg geben, mit den Entzugssymptomen so umzugehen als würde man ein Kind trösten, das krank ist: Man redet ihm gut zu, tröstet es und lenkt es ab.

4.3.6.2 Bewältigungsstrategien

Selbst wenn der Raucher in der Vergangenheit starke Entzugserscheinungen erlebt hat, ist dies kein Prädiktor, dass dies beim nächsten Rauchstopp wieder passiert. Dennoch sollte der Raucher vorbereitet sein, mögliche Entzugserscheinungen bewältigen zu können. Dabei können sowohl langfristige Strategien der Vermeidung der Entzugserscheinungen als auch kurzfristige Bewältigungsstrategien notwendig sein. Befürchtet ein Raucher beispielsweise, dass er sich bei der Schreibtischtätigkeit schlechter konzentrieren kann, bespricht der Behandler mit ihm Möglichkeiten, wie er zunächst mehr Pausen einlegen kann. Konzentration kann auch durch gezielt eingesetzte Entspannungsübungen gefördert werden. In Tabelle 12

Tabelle 12:

Bewältigung von Entzugssymptomen

Entzugssymptome	Mögliche Linderung
Kopfschmerzen	– viel Flüssigkeit aufnehmen – Pfefferminzöl auf die Stirn reiben – Entspannungsübungen durchführen – sich massieren lassen
Kreislaufprobleme	– viel Flüssigkeit aufnehmen – viel bewegen, möglichst an frischer Luft – Kneipp-Güsse machen – bei starken Beschwerden den Arzt aufsuchen
Müdigkeit	– mehr schlafen – bewegen an frischer Luft – duschen
Konzentrationsmangel	– Pausen einlegen – Entspannungsübungen durchführen – bewegen – knifflige Aufgaben an den ersten Tagen vermeiden
Verstopfung	– viel Flüssigkeit aufnehmen – ballaststoffreich ernähren – vom Arzt oder Apotheker beraten lassen – bewegen – bisherige Rituale im Zusammenhang mit der Verdauung beibehalten
Übellaunigkeit	– andere informieren und um Verständnis bitten – sich verwöhnen oder verwöhnen lassen – ablenken – aufschreiben, was schlechte Laune verursacht – frustrierende Tätigkeiten meiden – Entspannungsübungen durchführen
Nervosität	– Entspannungsübungen durchführen – viel bewegen – ablenken
Verspannungen	– Entspannungsübungen durchführen – Massage in Anspruch nehmen – Entspannungsbäder machen – in die Sauna gehen – Gymnastik machen – Yogaübungen ausführen – schwimmen
Schlafstörungen	– tagsüber viel bewegen – Entspannungsübungen durchführen – Einschlafrituale entwickeln – Grübelgedanken aufschreiben – lesen oder Hörbücher hören

sind typische Entzugserscheinungen und mögliche Linderungsmöglich-keiten dargestellt.

Wie aus der Übersicht zu entnehmen ist, sind Entspannungsübungen in vielen Situationen ein wirksames Mittel, Entzugssymptome zu bewältigen. Deshalb wird zunächst exploriert, ob der Betroffene schon über entspre-chende Kompetenzen verfügt. Das kann Autogenes Training, Yoga, Qi gong, Tai Chi, eine spezielle Atemtechnik oder anderes sein. Ist der Raucher aus der Übung, wird er gebeten, die Kompetenzen wieder zu aktivieren, um sie bei Beschwerden einsetzen zu können. Liegen noch keine Erfahrungen mit Entspannungsverfahren vor, vermittelt der Berater dem Raucher eine schnell erlernbare Form der Entspannung. Damit beginnt er am besten schon ein paar Wochen vor dem Stopptag, um schon eine gewisse Routine in der Ent-spannungstechnik aufzubauen. Dem Raucher wird eine Einführung in eine Kurzentspannung im Sitzen gegeben. Ihm wird erklärt, dass es zukünftig Situationen geben kann, in denen ihn eine Entspannungsübung beim absti-nenten Leben unterstützen kann. Es reicht in der Regel aus, den Betroffe-nen eine verkürzte Form der Progressiven Muskelentspannung nach Ja-cobsen in vier Schritten einüben zu lassen. Die schriftliche Instruktion wird dem Raucher mitgegeben:

Instruktion für Progressiven Muskelentspannung

1. Bitte winkeln Sie die Ellbogen an, bilden Sie Fäuste und spannen Sie Hände und Oberarme fest an. Spannen Sie fest an und atmen Sie dabei normal weiter. Nun lösen Sie die Spannung wieder und achten auf den Unterschied zwischen Anspannung und angenehmer Ent-spannung. Wiederholen Sie die Anspannung noch einmal: fest an-spannen und dann lösen Sie sie wieder.
2. Bitte pressen Sie die Lippen fest aufeinander und kneifen Sie die Augen fest zusammen. Atmen Sie normal weiter und lösen dann wie-der. Achten Sie wieder auf den Unterschied zwischen Anspannung und angenehmer Entspannung. Wiederholen Sie auch diese Anspan-nung noch einmal und lösen Sie sie wieder.
3. Heben Sie die Beine etwas an und ziehen Sie die Zehen nach oben. Spannen Sie die Beine an und atmen dabei normal weiter. Lösen Sie die Anspannung wieder und achten Sie wieder auf den Unterschied zwischen Anspannung und angenehmer Entspannung. Wiederholen Sie auch diese Anspannung noch einmal.
4. Konzentrieren Sie sich nun auf Ihre Atmung und beobachten Sie nur das gleichmäßige Ein- und Ausströmen des Atmens. Beim nächsten Einatmen halten Sie die Luft kurz an, beobachten die Spannung, die dabei entsteht und entspannen sich wieder beim Ausatmen. Wieder-holen Sie das ein paar Mal in Ihrem Atemrhythmus. Dann lösen Sie sich wieder von der Betrachtung Ihres Atmens.

Neben der Progressiven Muskelentspannung hilft oft auch eine Atembetrachtung, um akuten Stress besser bewältigen zu können. Diese Atembetrachtung sollte der Betroffene schon im Vorfeld des Rauchstopps üben. Hierbei geht es darum, die Atmung nur zu beobachten, nicht zu verändern, nicht einzugreifen. *„Beobachten Sie jetzt nur Ihre Atmung, bleiben Sie bei der Beobachtung, verändern Sie nichts, lassen Sie die Atmung einfach von selbst geschehen. Achten Sie nur auf das ‚ein‘ und ‚aus‘ Ihrer Atmung."* Es kann den Übenden unterstützen, dass er sich leise „ein" und „aus" vorsagt, wenn er ein- und ausatmet, weil das seine Konzentration lenkt und einen zusätzlich entspannenden Effekt hat. Manchen Menschen tut es auch gut, sich ein Bild vorzustellen wie etwa das des Meeres, dessen Wellen genauso regelmäßig kommen und gehen wie der Atem.

Auf Craving, depressive Verstimmungen und Gewichtszunahme wird hier näher eingegangen, weil sie häufig auftreten, mit Entspannungsübungen und einfachen „Tricks" nicht zu bewältigen sind und somit ein erhöhtes Rückfallrisiko bergen.

4.3.6.3 Craving

Das so genannte Craving, das zwanghafte, starke Verlangen nach dem Suchtmittel, ist ein wichtiges Thema beim Entzug von jeder suchterzeugenden Substanz. Neben medikamentösen Hilfen werden dem Klienten Strategien zur Bewältigung des Cravings vermittelt.

Beim Auftreten von Craving ist es für den Aufhörwilligen zunächst wichtig zu unterscheiden, wie er die Stärke seines Verlangens einschätzt. Der Raucher lernt, die Intensität seines Cravings auf einer Skala von 0 bis 100 % einzuschätzen und diese drei unterschiedlichen Intensitäten zuzuordnen. Als eine gute Hilfe hat sich dabei die „Ampel des Verlangens" er-

Intensität des Cravings einschätzen lernen

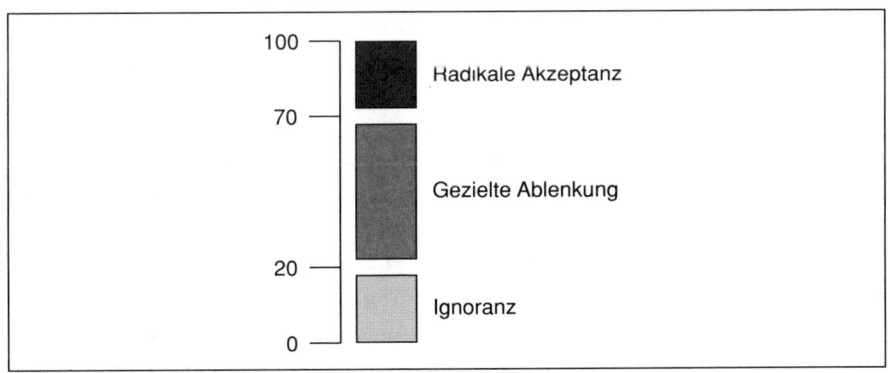

Abbildung 12:
Ampel des Verlangens

wiesen, weil jeder das Bild der Ampel als Signal kennt. Die drei Intensitäten entsprechen dem grünen, gelben oder roten Licht der Ampel, wobei null bis 20 % dem grünen Licht, 20 bis 70 % dem gelben Licht und 70 bis 100 % dem roten Licht entsprechen. Dem jeweiligen Grad der Intensität sind verschiedene Anti-Craving-Strategien zugeordnet.

Schwaches Craving, Grüner Bereich

In diesem Bereich ist die Ignoranz des Bedürfnisses nicht schwer. Sie kann am besten dadurch erreicht werden, dass der Betroffene seine Alltagshandlung weiter durchführt, also beispielsweise weiter mit den Kindern spielt, die Spülmaschine ausräumt, sich mit einem Kollegen unterhält oder Daten in den Computer eingibt.

Mittleres Craving, Gelber Bereich

Schätzt der Betroffene sein Verlangen im gelben Bereich, also zwischen 20 bis 70 % ein, nutzt er Bewältigungsstrategien, die vor allem auf gezielter Ablenkung basieren. Sie sind im Folgenden dargestellt.

Im Moment des Cravings sind Kognitionen und Motivation auf den Konsum einer Zigarette gerichtet, was von Abhängigen oft als „Tunnelblick" bezeichnet wird. Bei der *Fokusverschiebung* gilt es die gedankliche Einengung zu durchbrechen und den Fokus des Interesses auf andere Inhalte zu verschieben. Als Ablenkungsstrategie können Alltagsbeschäftigungen dienen, die den Betroffenen entweder Spaß bereiten oder die er für nützlich hält. Wichtig ist, dass sie den kognitiven Fokus vom Verlangen nach einer Zigarette auf andere geistige Inhalte hinlenken. Das kann also ein Telefonat, Kochen, Aufräumen, Puzzeln oder Rasenmähen sein. Der Klient schreibt sich die möglichen Tätigkeiten auf, damit er sie für Cravingmomente parat hat, denn in diesen Anspannungssituationen selbst, fallen ihm möglicherweise die ablenkenden Tätigkeiten nicht mehr ein.

Bei mittlerer Intensität kognitive Strategien anwenden

Eine weitere Möglichkeit, dem Verlangen Paroli zu bieten, stellen *kognitive Distanzierungsstrategien* dar. Hierbei handelt es sich um Formen des Selbstgesprächs, die den Betroffenen in die Lage versetzen, sich zeitlich von seinem Rauchwunsch zu distanzieren. Der Klient stellt sich beispielsweise vor, wie es ihm mit dem Verlangen in einer Stunde gehen wird, wie es in zwei Stunden, am nächsten Tag, in einer Woche sein wird. Damit kann der Moment des Cravings überwunden werden.

Der *Gedankenstopp* wird als weitere Technik gegen Craving eingesetzt. Der Therapeut leitet den Raucher an, sich eine Cravingsituation bei geschlossenen Augen möglichst plastisch vorzustellen. Der Betroffene spricht seine Gedanken laut vor sich hin, etwa: *„Ich muss mir jetzt eine Zigarette anzünden, ich halte es sonst nicht mehr aus. Mir wird es sofort nach dem*

74

ersten Zug besser gehen. Ich halte es nicht mehr aus ..." Der Behandler unterbricht den Raucher, indem er laut *„Stopp"* ruft und ggf. noch ein akustisches Signal wie ein Händeklatschen zur Unterstützung gibt. Die Gedanken des Gegenübers werden unterbrochen, was sich eine Person, die sich gedanklich gefangen fühlte, schlecht vorstellen kann. Nach der eindrücklichen Demonstration der Beeinflussbarkeit von Gedanken bespricht der Behandler mit dem Raucher, in welcher Weise dieser das Stoppen von Gedanken selbst erlernen kann. Wichtig ist, dass der Raucher diese Kontrolle über seine Gedanken immer wieder einübt, um das Verhalten auch in Cravingsituationen aktivieren zu können. Die akustische Unterbrechung von Gedanken kann durch optische ergänzt werden, in dem der Betroffene ein Stoppschild visualisiert. Die Technik des Gedankenstopps wirkt jedoch nicht als Einzelintervention, sondern immer nur in der Kombination mit anderen Maßnahmen. Es bieten sich vor allem zwei an: die Selbstinstruktion und Imaginationen (vgl. Kap. 4.3.7).

Selbstinstruktionen haben einen zur Handlung auffordernden Charakter und werden entsprechend formuliert: positiv, kurz und eingängig. So könnte eine Kombination von Gedankenstopp und Selbstinstruktion bei einem Büroangestellten, der immer starkes Verlangen nach einer Zigarette nach dem Essen in der Kantine hat, sich so anhören: *„STOPP! – Steh sofort auf und mach deine Entspannungsübungen in deinem Büro!"*

Starkes Craving, roter Bereich

Wird das Verlangen höher als 70 % eingestuft, greifen Ablenkungsstrategien nicht mehr, der Wunsch nach dem Suchtmittel wird als übermächtig eingeschätzt und beherrscht Gedanken und Gefühle. In diesen Phasen helfen vor allem zwei Strategien:

Bei starker Intensität mit radikaler Akzeptanz und Achtsamkeit arbeiten

1. Bei der *Radikalen Akzeptanz* wird der Raucher trainiert, solche Zustände des massiven Verlangens bewusst zu konfrontieren und sich auf sie zu konzentrieren. Er muss sich für die Bewältigung Zeit nehmen und lernen, das Craving und die für dessen Bewältigung aufzubringende Zeit für eine Übergangszeit auf den Weg zum rauchfreien Leben zu akzeptieren wie andere Menschen bestimmte Symptome einer Erkrankung wie z. B. Schmerzen oder starke Übelkeit ertragen müssen (*„Da ist jetzt ein starkes Verlangen, das ist ganz normal, weil mein Gehirn an das Nikotin gewöhnt ist." „Da ist jetzt der Gedanke, dass ich rauchen müsste." „Da ist jetzt ein Gefühl von Gier ..."*).

2. Das Lernen von *Achtsamkeit* zur Spannungsreduktion, welches in der dialektisch-behavioralen Therapie nach Linehan (1996) angewandt wird, kann auch bei starkem Craving gute Dienste leisten. Achtsamkeit ist die Anwendung der vollen Konzentration auf die Wahrnehmung. Der Betroffene lernt dabei so genannte Was-Fertigkeiten (beobachten, beschreiben, teilnehmen), die mit den so genannten Wie-Fertigkeiten (wirkungs-

voll, konzentriert, nichtbewertend) kombiniert werden. Mit dem Raucher, der unter starkem Craving leidet, werden Achtsamkeitsübungen anhand von Instruktionen eingeübt. Diese bekommt er dann schriftlich zum Training im Alltag. Der Behandler betont, dass Fertigkeiten der Achtsamkeit in der Regel nur dann in der roten Ampelphase eingesetzt werden können, wenn sie vorher gut eingeübt worden sind. Achtsamkeitsübungen können jeden Tag in unterschiedlichsten Situationen immer wieder kurz durchgeführt werden, denn es bedarf keiner Materialien oder Vorbereitungen. Die Anleitung zur Achtsamkeit, die der Betroffene immer wieder im Alltag und vor allem im Fall des starken Cravings befolgen soll, ist hier aufgeführt:

„Jetzt bin ich achtsam!
Was nehme ich in diesem Moment in und um mich herum wahr?
Ich beschreibe ganz genau, was ich in diesem Moment wahrnehme!
Ich lasse alle Wahrnehmungen zu.
Ich bewerte nicht! Es gibt kein gut oder schlecht.
Ich konzentriere mich nur auf das Hier und Jetzt!"

Spürt der Betroffene ein starkes Verlangen nach einer Zigarette, kann ihm auch eine spezielle Übung helfen: die Fünf-Sinne-Achtsamkeit. Der Klient übt schon vor dem Rauchstopp, sich für ein paar Minuten nur auf einen Sinneskanal vollkommen zu konzentrieren und das Wahrgenommene nicht bewertend zu beschreiben. Jede Person sollte dabei zunächst die Sinnesmodalität wählen, die für ihn auch im Alltag eine hohe Bedeutung hat. Die meisten Menschen bezeichnen sich als „optische" Menschen, andere präferieren das Hören oder einen anderen Sinneskanal. Steht die „Ampel des Verlangens" für einen Betroffenen z. B. in einer Kneipe auf „rot", so würde er sich beispielsweise in diesem Moment vollkommen auf das Hören konzentrieren (*„Ich nehme ganz verschiedene Geräusche wahr. Da sind die Stimmen von den beiden Leuten an anderen Tisch, ich höre das Klappern von Tellern, ich bleibe ganz bei dieser Wahrnehmung. Wenn meine Gedanken abschweifen, ist das ganz normal, ich komme zurück zum Hören. Da ist ein Quietschen von der Tür ...*").

4.3.6.4 Depressive Verstimmungen

Es besteht eine Assoziation zwischen Rauchen und depressiver Verstimmung. Raucher berichten mehr depressive Symptome als Nichtraucher. Gibt es Depressionen in der Vorgeschichte des Rauchers, verringert sich die Erfolgswahrscheinlichkeit bei Aufhörversuchen. Es gibt Hinweise, dass dieser Personengruppe das Rauchen als Selbstmedikation dient, wobei das den Rauchern nicht unbedingt bewusst ist, so dass sie im Entzug von einer depressiven Verstimmung überrascht werden können. Bei der Exploration der Abstinenz- und Reduktionsphasen ist dieser Aspekt explizit vom Behandler zu berücksichtigen. Tritt eine leichte Verstimmung auf, unterstützt der Behandler mit Aktivitätenplanung, kognitiver Umstrukturierung und Aktivierung von sozialer Unterstützung den Betroffenen bei der Bewältigung dieser Phase. Wird auf Grund des klinischen Eindrucks und dem Einsatz von Fragebögen wie z. B. dem Beckschen Depressionsinventar eine behandlungsbedürftige Depression vermutet, ist eine psychotherapeutische und/oder medikamentöse Behandlung in Erwägung zu ziehen. Der Einsatz von Bupropion (Zyban®), einem für die Tabakentwöhnung zugelassen Antidepressivum, zeigt keine spezifischen Effekte bei Rauchern mit höheren Depressionsrisiko, so dass hier keine spezifische Indikation gegeben ist.

4.3.6.5 Gewichtszunahme

Die Gewichtszunahme ist eine Befürchtung vieler Raucher, die in jedem Fall exploriert und ggf. in der Beratung thematisiert werden muss. Tatsächlich ist eine Gewichtszunahme eine häufige Folge des Rauchstopps. Deutlich über die Hälfte der Betroffenen nehmen nach der Beendigung des Rauchens an Gewicht zu. Die in der Literatur berichteten Gewichtszunahmen betragen durchschnittlich 2,5 bis 8,5 kg. Frauen sind häufiger betroffen und für sie stellt die Gewichtszunahme häufiger einen Rückfallgrund dar. Je höher die Anzahl der gerauchten Zigaretten bzw. je stärker Grad der Nikotinabhängigkeit desto größer ist die Gewichtszunahme. Starke Raucher können 10 kg und mehr zunehmen. Die Gewichtszunahme beginnt bereits kurz nach dem Rauchstopp. Etwa die Hälfte derer, die an Gewicht zugenommen haben, kann das Körpergewicht wieder etwas reduzieren. Die überwiegende Mehrzahl erreicht jedoch nicht das Ausgangsgewicht. Man sollte bei der Bewertung der Gewichtszunahme berücksichtigen, dass auch die Personen, die weiter rauchen, altersbedingt im Durchschnitt etwas an Gewicht zunehmen. Auch sollte nicht unerwähnt bleiben, dass zehn bis 20 % der Raucher insbesondere diejenigen mit einem geringen Zigarettenkonsum nach dem Rauchstopp an Gewicht verlieren.

Die Gewichtszunahme wird nur teilweise durch vermehrtes Essen verursacht. Durch den Zigarettenkonsum werden Blutdruck, Herzschlagfrequenz und Darmtätigkeit beschleunigt, so dass ein Raucher täglich etwa 200 kcal mehr verbraucht als ohne Zigarettenkonsum. Weiterhin wird die Fettoxidation zusätzlich aktiviert und die Körperzellen sprechen weniger schnell auf Insulin an (Insulinresistenz), so dass die Zellen nur beschränkt zur Herstellung von körpereigenem Fett stimuliert werden. Die physiologische Umstellung nach dem Rauchstopp bewirkt bei vielen ehemaligen Rauchern eine Gewichtszunahme, obwohl sie ihr Essverhalten nicht ändern. Zusätzlich besteht die Gefahr, dass ein durch den Nikotinentzug bewirktes körperliches Unwohlsein oder Craving durch Nahrungsaufnahme kompensiert wird und sich somit das Essverhalten verändert und mehr Kalorien aufgenommen werden. Erschwerend kommt hinzu, dass Appetit und Hungergefühl nicht mehr durch das Nikotin gehemmt werden, dass ein verbesserter Geschmacks- und Geruchssinn den Appetit steigert und dass die Belohnung durch das Rauchen mit Nahrungsaufnahme ausgeglichen wird.

Raucher, die eine Gewichtszunahme befürchten, sollen zunächst gefragt werden, welche Gewichtszunahme sie für sich tolerieren. Bei der Psychoedukation zum Thema Gewichtszunahme sind sowohl der erhöhte Kalorienverbrauch durch das Rauchen als auch durch ein verändertes Essverhalten als Ersatzhandlung darzustellen. Der Berater appelliert eindringlich an den Raucher, das gewohnte Essverhalten beizubehalten. Beginnt der Raucher nach dem Rauchstopp vermehrt zu essen, werden ihm Tipps vermittelt wie etwa vermehrtes Trinken von niederkalorischen Getränken oder das Essen von Obst und Gemüse. Wichtig ist, den Betroffenen zu ermutigen, auf die Regulationskräfte des Körpers zu vertrauen. Bei Heißhungerattacken und Hungergefühlen können die oben genannten Strategien zur Bewältigung von Craving eingesetzt werden (vgl. Kap. 4.3.6.3) Körperliche Aktivitäten sind hier besonders hervorzuheben, um den verringerten Kalorienbedarf auszugleichen.

Eine in allen Fällen anzuwendende wichtige zusätzliche Strategie ist die kognitive Umdeutung des Hungergefühls als „Hunger nach Nikotin". Die Ähnlichkeiten des Gefühls beim Nikotinentzug und des Hungergefühls werden gemeinsam mit dem Betroffenen herausgearbeitet. (*„Woran merken Sie, dass Sie Hunger haben? Was verspüren Sie, wenn Sie eine Zigarette brauchen? Gibt es Gemeinsamkeiten zwischen dem Hunger nach Nahrung und dem Hunger nach Nikotin?"*). Wenn der Raucher die Parallelen wie innere Unruhe, Unzufriedenheit oder ein unbestimmtes Gefühl im Bauch erkannt hat, wird dargestellt, dass es sinnlos ist, den Hunger nach Nikotin mit Nahrung zu stillen.

Neigt ein aufhörwilliger Raucher zu Übergewicht, wird dringend empfohlen, zusätzlich zur Tabakentwöhnung eine individuelle Ernährungsberatung oder einen Kurs (z. B. „Abnehmen, aber mit Vernunft", Weight Watchers) aufzusuchen, um die Gewichtszunahme einzugrenzen. Andernfalls erhöht der Eindruck, das Gewicht ohne Zigarette nicht mehr kontrollieren zu können, die Gefahr eines Rückfalls. Von Diäten, die eine kurzfristige Gewichtsreduktion ohne dauerhafte Veränderung des Essverhaltens anstreben, ist eindringlich abzuraten, da hiermit in der Regel keine langfristige Gewichtskontrolle erzielt wird.

4.3.7 Positive Imagination des rauchfreien Lebens

Neben der konkreten Planung des Stopptags ist es von hoher Bedeutung, dass der Raucher eine positive Vorstellung von der Zeit als rauchfreie Person bekommt, mit der er sich identifizieren kann. Dieser emotionale Bezug kann sehr effektiv über Imaginationen erreicht werden. Dazu fragt der

Behandler den Betroffenen, in welcher Situation ihn das Rauchen oder die Abhängigkeit jetzt schon stört. Gemeinsam mit dem Raucher wird nun eine Fantasie entwickelt, die eine positive Vorstellung von einer rauchfreien Situation möglichst plastisch darstellt, wobei Aspekte der Pro-Contra-Liste Berücksichtigung finden sollten. Für einen rauchenden Musikliebhaber, der ob seiner Abhängigkeit immer unruhig in Konzerten sitzt, könnte eine solche Imagination beispielsweise so lauten:

> „Ich gehe mit meiner Frau in die Philharmonie und freue mich schon auf die Musik, die ich gleich hören werde. Brahms, mein Lieblingskomponist. Ich sitze in dem Konzert und kann mich ganz auf die Musik konzentrieren. Es ist ein Genuss, mit allen Sinnen nur bei der Musik zu sein, nichts lenkt mich ab. Ich freue mich, dass ich die gute Musik noch eine Stunde hören darf. Meine Frau lächelt mir zu, weil wir den Genuss ganz in Ruhe teilen können. Ich entspanne mich immer mehr und bin ganz erfüllt von der Musik Es ist so angenehm, der Musik ganz in Ruhe zu folgen. Ich vergesse die Umwelt um mich herum und gehe ganz in der Musik auf ...“

Eine Mutter, die auf der Contra-Seite das mangelnde Vorbild für ihre Kinder und ihre Atemnot beklagt hatte, könnte sagen, dass es sie stört, bei Freizeitaktivitäten immer nur die Zigarette im Kopf zu haben. Für sie könnte die Imagination lauten:

> „Ich mache mit den Kindern einem Ausflug mit den Rädern. Ich genieße die Natur und nehme die Düfte der Blüten ganz intensiv wahr. Ich hole ganz tief Luft und genieße den Blütenduft. Mir tut die Bewegung an der frischen Luft sehr gut und mir macht es Spaß, etwas schneller zu fahren, denn mein Atem reicht dazu jetzt aus. Es ist so angenehm, zu spüren, wie der Atem tief in meine Lungen strömt. Ich fühle mich ganz frei beim Atmen. Mit den Kindern kann ich jetzt kleine Wettfahrten machen. Sie strengen sich richtig an, und wir haben gemeinsam viel Spaß. Ich freue mich an ihrem Lachen. Mich erfüllt es mit Stolz, dass ich Ihnen nun ein gutes Vorbild sein kann. Es ist so schön, frei von schlechtem Gewissen unbeschwert durch die Landschaft zu fahren und das so genießen zu können ...“

Der aufhörwillige Raucher entwickelt so eine Vorstellung, wie ein Leben ohne Zigarette aussehen und eine Bereicherung darstellen kann. Der Entwicklung dieses Bildes wird deshalb viel Zeit eingeräumt. Es muss eine relevante, emotional bedeutsame Situation entworfen werden, die beim Klienten einerseits die Motivation für den Stopptag erhöht und ihm andererseits später in schwierigen Situationen Widerstandswillen vermittelt. Wenn es einem Betroffenen schwer fällt, sich vorzustellen, dass ihm solche Bilder helfen können, kann es hilfreich sein, die Wirkung von positiven

Imaginationen aus anderen Bereichen zu erläutern. Hierfür bietet sich das mentale Training von Sportlern, die sich in der Siegerpose sehen oder sich ihre Leistungen beim Wettkampf vorstellen, ebenso an wie Berichte über professionelle Musiker, die eine Partitur vor dem geistigen Auge vorbeiziehen lassen, um sich auf ein Konzert vorzubereiten. Das individuelle Bild sollte sich ein Raucher möglichst immer wieder ins Gedächtnis rufen, so dass es schnell abrufbar wird. Hat sich ein Klient an diese Technik gewöhnt, ist es gut, weitere Bilder zu entwickeln, um dem Abnutzungseffekt entgegen zu wirken. Im Sinne einer Stimuluskontrolle können feste Übungszeiten für das Einüben der Fantasien abgesprochen werden, die möglichst an schon bestehende Strukturen gekoppelt werden, z. B. nach dem Frühstück, während des Joggens, vor einer „Daily Soap" oder vor dem Einschlafen.

Positive Imaginationen und Entspannungsübungen sowie Gedankenstopp können sehr gut kombiniert werden. Der Raucher wird gebeten, die Entspannung mit anschließender Imagination immer wieder einzuüben, um eine stabile Kompetenz aufzubauen, die er sowohl zur Vorbereitung des Rauchstopps als auch während der Entwöhnung bei Anspannung oder bei Verlust von Motivation anwenden kann. Der Behandler fragt bei jeder Sitzung wieder, ob die Übungen in den Alltag integriert werden konnten. Gelingt das dem Betroffenen nicht, wird nach der Ursache gesucht und ggf. werden die Bilder oder die Form der Entspannung modifiziert.

4.3.8 Kontingenzmanagement

In die Behandlungsstrategie werden auch Konsequenzen im lerntheoretischen Sinne einbezogen. Das Erlernen eines rauchfreien Lebens kann mittels positiver Verstärkung oder Response-cost-Strategien unterstützt werden. In der Behandlung wird gemeinsam mit dem Klienten ein Belohnungssystem erarbeitet. Der Betroffene hat die Möglichkeit, sich in kleinen Schritten zu verstärken, z. B. am Ende jeden rauchfreien Tages oder für einen längeren Zeitraum wie ein halbes rauchfreies Jahr. Beides kann auch kombiniert werden, indem ein Raucher beispielsweise in der ersten Woche der Entwöhnung jeden Abend ein kleines Geschenk aus einer von ihm vorbereiteten Geschenkbox nimmt und nach sechs rauchfreien Monaten einen Städtetrip unternimmt. Sinnfällig wird die Belohnung vor allem dann, wenn jeden Tag der an Zigaretten gesparte Geldbetrag in einen durchsichtigen Behälter gesteckt wird, der dann zu einem definierten Zeitpunkt in einen materiellen Verstärker umgesetzt wird.

Individuelle Verstärker differenziert einsetzen

Die Suche nach täglichen Belohnungen gestaltet sich nicht immer leicht, weil sich viele Personen kleine materielle Wünsche ohnehin erfüllen. Der Berater sollte dann entweder die symbolische Verstärkung, wie etwa das

80

Sammeln von Geld bis zu einem bestimmten Betrag für eine größere Belohnung vorschlagen oder das Augenmerk auf nicht-materielle Verstärker lenken. Klienten, die über viel Geld verfügen, beklagen möglicherweise eher einen Zeitmangel. So kann bewusst erlebte Freizeit ein wirksamer Verstärker werden. Soziale Verstärker, wie Partner, Freunde, Kinder oder Kollegen, können in das Kontingentmanagement mit gemeinsamen Aktivitäten einbezogen werden, wenn sie dazu bereit sind. Möchte ein Raucher nicht mit dem Prinzip der positiven Verstärkung arbeiten, besteht auch die Möglichkeit, Response cost einzuführen. Hierbei vereinbart der Raucher mit sich, dass er Verstärker abgeben muss, wenn er sein Zielverhalten nicht erreicht. Es müssen relevante Verstärker sein, die an eine unliebsame Person oder Vereinigung abgegeben werden müssen. Beispielsweise müsste ein Betroffener, wenn er wieder zu Rauchen beginnt, 500 Euro an eine politische Partei zahlen, die er keinesfalls unterstützen möchte. Kombiniert man beide Wege, könnte das so aussehen, dass ein Raucher sich vor dem Beginn des Rauchstopps 30 Rubbellose kauft. Für jeden Tag im ersten Monat, an dem er nicht raucht, darf er ein Rubbellos öffnen. Schafft er es nicht, bekommt ein unsympathischer Kollege das Los mit der Option des Hauptgewinns. Über Wetten mit Partnern, Freunden oder Kollegen können ebenfalls Belohnungen für den Erfolg oder negative Konsequenzen für den Rückfall vereinbart werden.

4.3.9 Soziale Unterstützung

Ein über Jahre eingeübtes Suchtverhalten aufzugeben, erfordert große Anstrengungen vom Raucher. Um das Ziel, langfristig ohne Nikotin zu leben, zu erreichen, erweist sich soziale Unterstützung als wichtiger Faktor. Aufhörwillige Raucher können sich die Entwöhnung erleichtern, indem sie Angehörige und Freunde über ihr Vorhaben informieren und Wünsche darüber äußern, wie sie sich Unterstützung von ihrer sozialen Umwelt vorstellen. Denkbar wäre die Bitte um Nachsicht bei etwaigen Entzugserscheinungen, wie Gereiztheit und Übellaunigkeit, oder um Hilfe bei der Stimuluskontrolle, indem dem Betreffenden keine Zigaretten angeboten werden. Gerade in den ersten Tagen des Entzugs können unterstützende Menschen den Raucher ablenken und ihn z. B. zu gemeinsamen Aktivitäten ermuntern. Statt allein zuhause gegen den Wunsch nach einer Zigarette anzukämpfen, ist eine gemeinsame Radtour oder ein Kinobesuch zielführender. Der Berater hat die Aufgabe, diese Möglichkeiten mit dem Gegenüber zu besprechen und ggf. dysfunktionale Kognitionen wie: „Ich muss das ganz alleine schaffen!" in Frage zu stellen und zur Bitte um soziale Unterstützung ermutigen.

Möglicherweise möchte der Raucher sein Vorhaben aus Angst vor Misserfolg anderen Menschen nicht mitteilen. Ein solches Vorgehen wird vom

Soziales Umfeld aktiv einbeziehen

Behandler akzeptiert. Der ehemalige Raucher kann dann seinen Spaß dran entwickeln zu beobachten, ob seine Umwelt merkt, dass er nicht mehr raucht. Gibt es im sozialen Umfeld keine geeigneten Personen oder möchte der Betroffene diese nicht um Hilfe bitte, kann der Behandler bei Bedarf Tipps geben, wo z. B. Foren im Internet zu finden sind, die einen Austausch über die Entwöhnung ermöglichen und engagierte Unterstützung bieten.

4.4   Stabilisierung des rauchfreien Lebens

Die dritte Behandlungsphase beginnt mit dem Rauchstopp. Sie hat das Ziel, das rauchfreie Verhalten zu stabilisieren, denn die Rückfallgefahr bei der Tabakentwöhnung ist sehr hoch. In diesem Abschnitt der Tabakentwöhnung gilt es, das rauchfreie Leben nach Kräften positiv zu verstärken und flexibel auf das aktuelle Befinden und die aktuelle Situation der betroffenen Person einzugehen. Das Angebot des Behandlers besteht darin, den Blick der jetzt rauchfreien Person für Risiken zu schärfen und entsprechende Strategien zu entwickeln, um sich vor diesen Risiken zu schützen. Notwendig ist auch die therapeutische Beschäftigung mit unterschiedlichem Rückfallverhalten. Die in der zweiten Phase eingeführten Inhalte werden bei Bedarf erneut aufgegriffen und aktualisiert.

4.4.1 Erfahrungsbericht

Interesse an Erfahrungen zeigen und Erfolge loben

In allen Sitzungen nach dem Rauchstopp nimmt der Erfahrungsbericht eine wichtige Stellung ein. Der Behandler erkundigt sich nach den Erfahrungen, die der Betreffende in den Tagen seit dem letzten Termin gemacht hat. Nach Entzugssymptomen, schwierigen Situationen und dem Einsatz von Bewältigungsstrategien wird gezielt gefragt. Es ist besonders wichtig, dass die Erfolge herausgearbeitet und gelobt werden. Mögliche bevorstehende kritische Situationen werden exploriert, deren Risiko eingeschätzt sowie Bewältigungsstrategien besprochenen und ggf. eingeübt (siehe folgendes Kapitel). Die Aufmerksamkeit wird auf kurzfristig aufgetretene positive Effekte des rauchfreien Lebens gelenkt. Gezielt wird nachgefragt, ob der Klient bemerkt hat, dass Geschmack und Geruchssinn sich verbessert haben. Vielen Rauchern fällt bereits kurz nach dem Rauchstopp das Atmen leichter. Vielleicht gibt es schon Erlebnisse, bei denen sich der Betroffene an einem Ort wohlgefühlt hat, an dem nicht geraucht werden darf oder dass er das Rauchen für eine gewisse Zeit vergessen hat. Der Behandler übernimmt die Rolle eines Detektivs, der dem ehemaligen Raucher seine Erfolge auf dem Weg in das rauchfreie Leben „nachweist". Wenn es sich anbietet, werden aktuelle Erfahrungen in Bezug mit bisher Gelerntem gesetzt.

4.4.2 Risikoprofil und Bewältigungsverhalten

Die Situationen, in denen eine Person, die abstinent leben möchte, in ihrem Vorhaben gefährdet ist, sind individuell verschieden. Es ist zu beachten, dass ganz bestimmte Stimuluskonfigurationen Auslöser für rückfälliges Verhalten sind. Deshalb reicht es nicht aus, sich mit typischen Rückfallauslösern wie z. B. „Stress" oder „unangenehme Gefühle" oder „Kneipe" auseinanderzusetzen. Ein rauchfreier Mensch kann möglicherweise sehr gut eine hohe Beanspruchung durch Termindruck im Beruf ohne Zigarette bewältigen, ist aber stark gefährdet, wenn er mit Termindruck beim eigenen Hausbau umgehen muss. Eine andere Person arrangiert sich für einen gewissen Zeitraum mit Beziehungsproblemen. Dauern die Schwierigkeiten aber zu lange an, führt das zu einer Verunsicherung, die die Rückfallgefahr deutlich erhöht. Bedacht werden müssen aber auch positiv besetzte Situationen. Das Verlangen nach einer Zigarette kann an einem wunderschönen, lauen Sommerabend in netter Runde genauso groß werden wie nach einer erfolgreich verlaufenden Prüfung. Das Gefühl, „über den Berg zu sein" und mal wieder eine Zigarette probieren zu wollen, um zu sehen, ob sie noch schmeckt, stellt auch eine Rückfallgefahr dar.

Risikoprofil und Hierarchisierung

Mit dem Klienten werden die Konstellationen herausgearbeitet, die er als seine individuellen Risiken einstuft, indem ein Risikoprofil entwickelt wird. Im ersten Schritt wird der Klient gefragt, welche Situationen er am risikoreichsten einschätzt. Der Behandler unterstützt dabei, indem er die Situationen differenziert und präzisiert. Im zweiten Schritt gibt der Therapeut Situationen vor, die er aus der Analyse der bisherigen Rückfälle entwickelt oder die vom Klienten bislang vernachlässigt wurden. Im Dialog werden die Risikosituationen alltagsnah und anschaulich skizziert. Es folgt eine Hierarchisierung der Szenarien auf einem Formblatt, in dem 100 das höchste Risiko darstellt, null als ungefährlich eingeschätzt wird. Im Anschluss werden für die riskantesten Konstellationen Bewältigungsreaktionen besprochen und in die Liste eingetragen. Je nach Selbstständigkeitsgrad des Klienten wird das Ausfüllen der Liste als Hausaufgabe fortgeführt. Ein Beispiel für ein in der Stunde begonnenes Risikoprofil zeigt Tabelle 13.

Risiken antizipieren

Wirksame Bewältigungsreaktionen können sehr unterschiedlich aussehen. Es kann das einzig Richtige sein, eine Situation sofort zu verlassen, es kann sein, dass geübte Achtsamkeitsstrategien helfen oder soziale Unterstützung das Mittel der Wahl ist. Je nach Person und Situation kommen die an anderen Stellen beschriebenen Interventionen zum Einsatz (vgl. Kap. 4.3.6.2). Zu beachten ist unbedingt, dass man bei Hochrisikosituationen davon ausgehen kann, dass das bewusste Denken eingeschränkt ist und das Verhalten nicht mehr der Logik und Vernunft folgt. Umso wichtiger ist es, auf

Tabelle 13:
Hierarchie der Risikosituation

Risiko	Situation	Bewältigungsreaktionen
95	Nach einer schlechten Verhandlung sitze ich frustriert in einem öden und düsteren Hotelzimmer und telefoniere mit meiner Frau, die mir vorwirft, dass ich zuwenig für die Familie tue. Ich öffne ein Bier aus der Minibar . . .	Ich sage meiner Frau, dass ich mich am Wochenende mit ihr über die Aufgabenteilung unterhalten werde, weil ich jetzt nicht dazu in der Lage bin und beende das Telefonat schnell. Dann rufe ich Lars oder Johannes an, die mich beim abstinenten Leben unterstützen, und bespreche meine Situation und lege fest, was ich an dem Abend noch tun werde, z. B. noch eine Fernsehsendung anschauen und dann früh schlafen. Ich trinke höchstens ein Bier. Wenn ich nicht schlafen kann, mache ich Entspannungsübungen und träume von meiner Belohnung, wenn ich ein halbes Jahr nicht rauche: eine Woche Ski fahren mit Johannes in der Schweiz. Präventiv buche ich zukünftig Nichtraucherzimmer
80	Auf der Terrasse des kleinen Hotels in der Toskana, in das wir schon fast zehn Jahre fahren. Lauer Sommerabend, schöne Stimmung, gutes Essen und dann kommt der Espresso mit dem Grappa.	Ich bestelle nach dem Essen einen normalen Kaffee und lasse den Grappa weg. Wenn ich es nicht aushalte, mache ich mit meiner Frau noch einen Spaziergang, um auf andere Gedanken zu kommen. Ich spinne mit ihr gemeinsam den Gedanken, wie ich über diesen Abend in 5 Jahren denke werde . . .
75	Ich bin mit meinem Kegelverein auf dem Kegelausflug, wir sitzen nach dem Essen in einer Kneipe, fast alle rauchen . . .	
75	Wenn ich auf der Autobahn in einen Stau gerate und unsicher ist, ob ich einen wichtigen Termin noch schaffe . . .	
65	Ich bekomme Zahnschmerzen und weiß, dass ich zum Zahnarzt muss, vor dem ich mich fürchte. Je näher ich der Praxis komme . . .	
50	Ich stehe am Spielfeldrand, wenn mein Ältester sein erstes großes Turnier spielt. Viele Eltern rauchen . . .	

Tabelle 13 (Fortsetzung):
Hierarchie der Risikosituation

Risiko	Situation	Bewältigungsreaktionen
25	Mein Chef ruft an und beklagt sich, dass der Bericht noch nicht auf seinem Tisch liegt	
10	Wenn ich für Gäste koche	
0	Im Schwimmbad mit den Kindern	
0	Wenn ich Rad fahre	

Hochrisikosituationen vorbereitet zu sein und sich im Vorfeld detailliert mit ihnen zu beschäftigen. Die Strategien müssen eindeutig und einfach sein, schnell greifen und in der entsprechenden Situation verfügbar sein. Der Behandler empfiehlt dem Klienten, das Risikoprofil regelmäßig konzentriert zu lesen und ggf. um Situationen oder wirkungsvolle Strategien zu ergänzen oder Veränderungen bei der Einschätzung der Schwierigkeiten zu vermerken. So bleibt er wachsam.

Notfallkarte

Nicht alle Risikosituationen sind vorhersehbar oder vorhersagbar. Stress ist charakterisiert durch Unvorhersagbarkeit und Unkontrollierbarkeit einer Situation. Daher wird eine Notfallkarte mit dem Klienten erarbeitet, auf der Instruktionen für Gefährdungssituationen stehen und die er z. B. im Portemonnaie immer bei sich tragen soll. Abbildung 13 zeigt ein Beispiel für eine solche Karte.

Auf Krisen vorbereiten

1. Verlass sofort die Situation!

2. Atme ruhig und regelmäßig ein und aus!

3. Telefoniere mit der Raucherhelpline: 0 18 05-31 31 31

4. Telefoniere mit . . . . (Telefon _____)

5. Beweg dich!

6. In 5 Minuten sieht es ganz anders aus!

Abbildung 13:
Notfallkarte

Manchen Menschen hilft in solchen Stresssituationen auch die griffige Parole: „Abhauen – Atmen – Ablenken – Aufschieben".

Ablehntraining

Manchen Rauchern fällt es schwer, angebotene Zigaretten abzulehnen oder sie fühlen sich Gruppendruck ausgesetzt, wenn sie beispielsweise mit den Menschen zusammen sind, mit denen sie früher geraucht haben. In der ersten Zeit der Abstinenz kann es richtig sein, diese Situationen zu vermeiden. Doch mit der Zeit wird der Betroffene lernen müssen, sich mit seinem neuen Verhalten in sozialen Bezügen zu behaupten. Als Mittel der Wahl bietet sich das verhaltensdiagnostische und verhaltensaufbauende Rollenspiel an. Im diagnostischen Spiel kann der Therapeut erkennen, wie sich der Klient in einer Situation verhält, in der er mit seinem abstinenten Verhalten unter Druck gerät. Bezieht er eine Verteidigungsposition oder möchte er missionarisch die anderen von seiner neuen Sichtweise überzeugen? Der Behandler gibt ihm Rückmeldung zu zielförderndem und zielhinderndem Verhalten. Im Verhaltensaufbau lernt der Betroffene eine Verhaltensstrategie, die er im Rollenspiel übt. Zur Festigung liest der Klient seine Strategie vor einer als schwierig eingestuften sozialen Situation noch einmal durch. Eine solche Strategie könnte so aussehen:

1. Klar sagen, wie das Bedürfnis ist: „Ich möchte nicht rauchen".
2. Mit Nachdruck wiederholen: „Nein, ich möchte wirklich nicht rauchen".
3. Thema wechseln: „ Sagt mal, wer hat den Boxkampf gestern gesehen?"
4. Vorwarnen: „Wenn Ihr mich mit dem Rauchen nicht in Ruhe lasst, gehe ich gleich".
5. Notfalls die Situation verlassen.

Dieses Vorgehen ist gut mit anderen Methoden wie Selbstinstruktionen und/oder Entspannungsübungen kombinierbar.

Ablehnen von Zigaretten im Rollenspiel üben

4.4.3 Psychoedukation: „Vorfall und Rückfall"

Zwischen Vorfall und Rückfall unterscheiden

Die in der Alkoholbehandlung etablierte Differenzierung in Vorfall und Rückfall (Marlatt & Gordon, 1985) ist auch bei der Tabakentwöhnung sinnvoll und wird deshalb dem Abstinenten erklärt. Er wird dabei sensibilisiert, rückfälliges Verhalten zu klassifizieren und entsprechend zu reagieren. Im Folgenden wird die edukative Einheit ausgeführt:

86

„Sie wissen, dass Rauchen eine Sucht ist. Sich vom Tabak zu entwöhnen, haben Sie nun erfolgreich geschafft, worauf Sie wirklich stolz sein können. Leider verhält es sich mit der Sucht nicht so wie mit einer Grippe, die den Körper für eine Weile schwächt, dann aber wieder vergessen wird. Eine Sucht ist vergleichbar mit einer chronischen Erkrankung. Das Gehirn vergisst die Mechanismen nicht, die es im Hinblick auf Zigaretten gelernt hat. Sie können es mit einer Allergie gegen Erdnüsse vergleichen: Isst der Allergiker keine Nüsse, zeigt der Körper keine Reaktionen und der Allergiker fühlt sich gesund. Erwischt er aber doch mal wieder eine Erdnuss, weil sie z. B. in einem Kuchen versteckt war, schaltet der Körper wieder das Allergieprogramm ein und reagiert mit heftigen Symptomen wie eh und je. Die einzige Chance, das Allergieprogramm nicht auszulösen, ist Erdnüsse zu meiden. Das bedeutet eine lebenslange Aufmerksamkeit für dieses Lebensmittel. Manche Gefahren sind ganz offensichtlich wie die Schale mit Erdnüssen bei einer Party, für andere Gefahren bedarf es mehr Umsicht, weil die Erdnüsse in Speisen verarbeitet sind, von denen man es nicht annimmt.

Was bedeutet das nun für Sie? Wenn Sie Ihren Erfolg langfristig sichern wollen, müssen Sie aufmerksam für Ihre Anfälligkeit für Nikotin bleiben. Wie Sie von Ihren bisherigen Aufhörversuchen wissen, ist man unglaublich schnell wieder in seinem alten Rauchverhalten gefangen.

Es gilt also mit dem lebenslangen Risiko erfolgreich umzugehen. Dazu gehört es, Gefahren realistisch einzuschätzen und sich darauf vorzubereiten. Das haben Sie ja schon gemacht, indem Sie sich mit Ihrem Risikoprofil beschäftigt haben. Sie sollten aber auch darauf vorbereitet sein, dass Sie sich wieder eine Zigarette anzünden.

Manchmal passiert es, dass ein Raucher sich plötzlich wieder mit einer Zigarette erwischt. Da der Körper jedoch vom Nikotin entzogen ist, wird diese Zigarette nicht schmecken. Der Körper wird ähnlich reagieren, wie bei der ersten Zigarette, die man geraucht hat. Er wird mit Abwehr reagieren. Wenn Sie auf Ihren Körper achten, werden Sie die Zigarette sofort auszumachen. Das einmalige Rauchen einer Zigarette oder von ein paar Zügen wird Vorfall genannt. Ein Vorfall ist noch kein Rückfall! Bei einem Vorfall, muss sich der Körper zunächst wieder an das Nikotin gewöhnen, ebenso wie zu der Zeit, als Sie angefangen haben mit dem Rauchen. Nur geht es jetzt viel schneller. Auf keinen Fall dürfen Sie eine zweite Zigarette rauchen. Erst mit der zweiten oder dritten Zigarette wird der Vorfall zum Rückfall.

Verstehen Sie diese Ausführung jetzt nicht als eine Einladung zum „Vorfall". Es sollte für Sie klar sein, nie wieder eine Zigarette zu rauchen!"

4.4.4 Umgang mit Rückfallgedanken

Rückfall-gedanken aufspüren und verändern

Die Identifikation von Rückfallgedanken ist ein weiterer Weg, Rückfällen vorzubeugen. Zusammen mit dem ehemaligen Raucher werden Gedanken identifiziert, die ein Risiko für einen Rückfall bedeuten können. Der Betroffene soll erkennen, dass nicht die Situationen selbst, sondern die Gedanken über die Situationen einen Rückfall verursachen. Wenn der Betroffene selbst keine Gedanken nennen kann, werden vom Behandler einige Beispiele vorgegeben:

- „Was war es doch schön damals, am Meer zu sitzen und eine Zigarette zu rauchen!"
- „Eine Zigarette könnte ich doch jetzt wieder probieren. Jetzt habe ich es schon so lange ausgehalten!"
- „Jetzt halte ich es nicht mehr aus. Ein Zug an einer Zigarette wäre jetzt gut! Eine ist keine."

Gemeinsam mit dem Betroffenen wird der Einfluss solcher Gedanken auf das Rauchverhalten besprochen, denn sobald diese Gedanken auftreten, erhöht sich das Risiko eines Rückfalls. In der Behandlung werden hilfreiche Gedanken entwickeln, die den Rückfallgedanken dann entgegenstehen sollen. In erster Linie sind es die Gedanken: *„Nein, ich werde diese Zigarette nicht rauchen. Es lohnt sich nicht! Mir geht es langfristig viel besser, wenn ich nicht rauche!"*

4.4.5 Beendigung der Behandlung und telefonische Nachbetreuung

Durch proaktive Telefonate das rauchfreie Leben unterstützen

Mit zunehmender Abstinenzdauer verringert sich die Rückfallgefahr. Eine erhöhte Rückfallgefahr besteht vor allem in den ersten drei Monaten. Wenn die wichtigsten Strategien zur Bewältigung von Risikosituationen und zur Stabilisierung des rauchfreien Lebens vermittelt und gelernt wurden, sind zeitintensive Behandlungssitzungen meist nicht mehr notwendig. Kurze Check-ups in Form von telefonischer Nachbetreuung sind eine erfolgreiche Methode zur Stabilisierung des Behandlungserfolgs. Am Abschluss der Behandlungsstunden werden etwa drei bis fünf telefonische Nachkontakte konkret vereinbart. Zu diesen Zeitpunkten ruft der Behandler an. Die Dauer eines Telefonkontakts beträgt maximal zehn Minuten. Es empfiehlt sich ein strukturiertes, direktives Vorgehen. Ein wichtiges Element aller Telefonate sind Anerkennung und Lob für die erzielten Erfolge. Das Gespräch beginnt mit einer kurzen Diagnostikphase, in der der Rauchstatus erfragt wird. Am Ende des Gesprächs steht immer eine Zusammenfassung der besprochenen Inhalte und die Vereinbarung des nächsten Telefontermins (vgl. Anhang „Vorgehen bei der telefonischen Nachbetreuung", S. 122).

Wenn der Betreffende zurzeit nicht raucht, stehen die Reflexion über die angewandten Strategien und das Hervorheben bereits erlebter positiver Aspekte des rauchfreien Lebens im Vordergrund. Der Behandler lenkt das Gespräch auf die Analyse oder Planung des Verhaltens in bevorstehenden oder vergangenen Risikosituationen. Themen, die in der Behandlung besprochen wurden und jetzt zur Aufrechterhaltung der Abstinenz relevant erscheinen, werden aktiv im Telefonkontakt angesprochen. Das kann die Frage nach Belohnungen sein oder auch die Reaktion des noch rauchenden Ehemanns.

Nach einem Rückfall wird dieser ausführlich besprochen, aber auch normalisiert und als Chance interpretiert, etwas daraus zu lernen. Auch in diesem Fall werden bereits erlebte positive Aspekte der rauchfreien Zeit erfragt. Am Ende des Gesprächs steht nach Möglichkeit die Vereinbarung eines neuen Stopptags. Wenn ein rückfälliger Raucher keine ausreichende Motivation zeigt, sofort einen Ausstiegsversuch zu unternehmen, ist es die Aufgabe des Behandlers, Verständnis zu zeigen, die Entscheidung des Rauchers zu akzeptieren und dennoch als Experte deutlich zu machen, dass es am besten wäre, mit dem Rauchen aufzuhören. Im weiteren Verlauf des Gesprächs wird der Raucher ermuntert, die Vorteile des Weiterrauchens sowie die möglichen Vorteile der Rauchfreiheit aus seiner Sicht zu schildern. Außerdem können Erfahrungen mit dem Nichtrauchen erfragt und die Bedingungen für einen Entschluss zum Aufhören ermittelt werden. Die Möglichkeit eines weiteren persönlichen Gesprächs wird angeboten.

4.5 Dauer und Finanzierung der Behandlung

Für eine Tabakentwöhnung als Einzelbehandlung sind in der Regel vier bis acht Behandlungsstunden ausreichend. Die Sitzungen um den Rauchstopp sind höherfrequent, so dass vier Sitzungen innerhalb von zwei Wochen sinnvoll erscheinen. Der Rauchstopp erfolgt maximal drei Wochen nach Behandlungsbeginn. Nach der intensiven Phase während des Rauchstopps können die Termine in größerem zeitlichen Abstand vereinbart werden, um eine nachhaltige Stabilität der Abstinenz zu unterstützen. Wie zuvor dargestellt, sind kurze telefonische Nachbesprechungen für viele Personen ausreichend. Bei starker Rückfallgefährdung und Schwierigkeiten beim Ausschleichen der nikotinhaltigen Präparate sind persönliche Kontakte sinnvoller.

Tabakentwöhnung als Gruppenmaßnahme kann von den gesetzlichen Krankenkassen im Rahmen des §20 SGB V als Präventionsmaßnahme erstattet werden (vgl. Kap. 4.8). Tabakabhängigkeit nach ICD F17.2 stellt keine Indikation für eine psychotherapeutische Behandlung dar. Von privaten Krankenkassen wird die Behandlung gelegentlich übernommen, wenn sie von einem psychologischen oder ärztlichen Psychotherapeuten durchgeführt wird. Ein Beispiel für die Beantragung einer Behandlung der Tabakabhängigkeit ist im Folgenden dargestellt.

Beispiel für einen Therapieantrag bei einer privaten Krankenversicherung

Symptomatik. Die 38-jährige Patientin ist seit ihrem 16. Lebensjahr starke Raucherin. Trotz sich abzeichnender Beschwerden (Raucherhusten, Magenbeschwerden, Herz-Kreislauf-Probleme) ist es ihr bisher nicht gelungen, abstinent zu bleiben. Sie ist verzweifelt, dass sie wiederholt die Abstinenz nicht geschafft hat. Um das auf Grund der zunehmenden körperlichen Beschwerden dringende Anliegen, dauerhaft mit dem Rauchen aufzuhören, beim nächsten Versuch zu schaffen, will sie professionelle Hilfe in Anspruch nehmen.

Aktueller psychischer und psychosozialer Befund. Die Patientin ist psychisch unauffällig.

Auslösende Situation/Verhaltensanalyse
1. Analyse des Problemverhaltens: Rauchen

S	R	C
Arbeitsstress Raucherpause rauchende Kollegen	Rauchen – kognitiv: „das tut mir gut!“, „das habe ich mir verdient!“ – emotional: Vorfreude, Freude – physiologisch: Unruhe, leichtes Zittern – motorisch: Zigarette anzünden, inhalieren	C+ kurzfristig angenehmes Gefühl Akzeptanz durch Kollegen $\not{C}$– kurzfristig Stress wird besser verarbeitet C– langfristig Risiko für körperliche Beschwerden/ Erkrankungen steigt

2. Analyse des Zielverhalten: Stabiles Nichtrauchen
Das Nichtrauchen hat zunächst (kurzfristig) hauptsächlich negative Konsequenzen (C–):
Wegfall des angenehmen Gefühls der Entspannung, der Stressbewältigung, des sozialen Kontakts bei den Raucherpausen; Auftreten von Entzugserscheinungen. Viele Situationen lösen das Verlangen nach einer Zigarette aus und stellen somit eine Rückfallgefahr dar. Eine starke Gewichtszunahme wird befürchtet.

Diagnose. F17.2 nach ICD-10: Tabakabhängigkeit. Fagerström-Fragebogen: 5 Punkte = mittlere bis starke Abhängigkeit. Die Kriterien für eine leichte depressive Episode (F32.0) werden nicht erfüllt. Alkoholkonsum: gelegentlich und in geringen Mengen.

Therapieziel und Prognose. Angestrebt wird eine stabile langfristige Abstinenz von Tabak, wobei folgende Teilziele definiert werden:
a) Beeinflussung der Ambivalenz (Rauchen versus rauchfreies Leben)
b) Stärkung der Abstinenzzuversicht
c) Stärkung der Abstinenzfertigkeiten
d) Rückfallprävention
e) Aufbau von stabilen Alternativverhalten
Der Umfang der beantragten Behandlung beträgt 10 Therapiestunden. Die Patientin hat einen hohen Leidensdruck, ist hoch motiviert und sehr kooperativ, so dass eine vorsichtig positive Prognose gestellt werden kann.

Begründung für die Art und Dauer der Psychotherapie. Auf Grund der starken körperlichen und psychischen Abhängigkeit fühlt sich die Patientin hilflos gegenüber dem Rückfall. Die Behandlung erfolgt verhaltenstherapeutisch. Folgende Interventionen werden zur Erreichung der genannten Ziele eingesetzt:
ad a) Beeinflussung der Ambivalenz: Pro-Contra-Liste, Vermittlung eines Krankheitsmodells.
ad b) Stärkung der Abstinenzzuversicht: Imaginationsverfahren.
ad c) Stärkung der Abstinenzfertigkeiten: Rollenspiel, Notfallkarte, Achtsamkeit, Psychoedukation, kognitive Interventionen.
ad d) Rückfallprävention: Kontingenzmanagement, kognitive Interventionen, Einsatz nikotinhaltiger Präparate.
ad e) Aufbau von stabilem Alternativverhalten: Stressbewältigung, Entspannung (Progressive Muskelrelaxation), Motivierung und Psychoedukation zum Bereich Bewegung und Essverhalten, Kontingenzmanagement.

4.6   Wirkungsweise der Methoden

Die Wirkweise der kognitiv-verhaltenstherapeutischen Behandlung der Tabakabhängigkeit ist großteils unklar. Die aus den theoretischen Überlegungen (vgl. Kap. 2) abgeleiteten Behandlungsmethoden implizieren zwar Hypothesen über mögliche Wirkmechanismen, deren empirische Überprüfung jedoch bisher nicht zufriedenstellend ist (Morgenstern & Longabaugh, 2000).

Die starken Placeboeffekte der Tabakentwöhnung, der hohe Prozentsatz an Spontanremissionen (über 80 % der ehemaligen Raucher haben ohne fremde

Hilfe mit dem Rauchen aufgehört) und die unbestrittenen Erfolge von so genannten alternativen Behandlungsmethoden ohne evidenzbasierte Komponenten (siehe nächstes Kapitel) sprechen dafür, dass neben den evidenzbasierten spezifischen Behandlungsmethoden andere unspezifische Wirkfaktoren den Behandlungserfolg beeinflussen. Die von Grawe (1998) beschriebenen allgemeinen Wirkfaktoren bieten auch eine Erklärung für die Wirkweise der kognitiv-verhaltenstherapeutischen Tabakentwöhnung:

Unspezifische Wirkfaktoren beeinflussen den Behandlungserfolg

- *Therapeutische Klärung:* Motive, Werte und Grundüberzeugungen, die mit dem Rauchen und einem rauchfreien Leben verbunden sind, werden angesprochen und umstrukturiert.
- *Ressourcenaktivierung:* Es wird an die positiven Möglichkeiten des Betroffenen angeknüpft, der Raucher erlebt den Behandler als hilfreich und kompetent, und die Beziehung zu ihm als kooperativ, so dass das Vertrauen in die eigenen Möglichkeiten gestärkt wird.
- *Problemaktualisierung:* Der Entscheidungskonflikt mit all seinen Facetten und Belastungen tritt während der Behandlung ebenso zu Tage wie die im Entzug erlebten Gefühle, Körpersymptome und Gedanken und können somit aktuell bearbeitet werden.
- *Aktive Hilfe zur Problembewältigung:* Dem jeweiligen Raucher werden relevante störungsspezifische Maßnahmen auf der kognitiven und der Verhaltensebene angeboten, die ihm helfen, besser mit seiner Situation zurechtzukommen.

Bei der Tabakentwöhnung wird allgemein davon ausgegangen, dass im Sinne einer multimodalen Therapie das Zusammenspiel der verschiedenen Bestandteile der Diagnose- und Motivationsphase, der Vorbereitung des Stopptages und der Stabilisierung des rauchfreien Lebens für die Wirksamkeit notwendig ist. Der Stellenwert einzelner Komponenten der Tabakentwöhnung ist nur wenig untersucht. Es gibt bisher keine Hinweise, dass

Tabelle 14:
Evidenzbasierung einzelner Komponenten der Tabakentwöhnung
(nach Fiore et al., 2000)

Behandlungskomponenten mit Evidenzbasierung	Behandlungskomponenten bisher ohne Evidenzbasierung
– Rapid Smoking – Andere Arten des aversiven Rauchens – Problemlösetraining – Soziale Unterstützung außerhalb der Behandlung – Soziale Unterstützung innerhalb der Behandlung – Medikamentöse Behandlung	– Gewicht/Diät/Ernährung – Kontingenzvertrag – Entspannung/Atmen – Negativer Affekt – Reduktionsmethode

bestimmte Inhalte für die Tabakentwöhnung essenziell sind. Tabelle 14 zeigt, welche Bestandteile der Tabakentwöhnung beim momentanen Stand der Forschung als evidenzbasiert angesehen werden können.

4.7 Effektivität und Prognose

Kurzfristige Erfolgsquoten der Tabakentwöhnung sind wenig aussagekräftig. Die Wahrscheinlichkeit für Rückfälle ist direkt nach Beendigung einer Behandlung am höchsten und nimmt mit zunehmender Abstinenzdauer kontinuierlich ab. Die Rückfallwahrscheinlichkeit geht zwar nie auf Null zurück, da auch nach über zehn Jahren Abstinenz noch Rückfalle in alte Rauchgewohnheiten auftreten können, sie stabilisiert sich jedoch nach sechs Monaten. Daher werden zur Beurteilung der Effektivität einer Maßnahme die Abstinenzquoten nach sechs bzw. zwölf Monaten hinzugezogen. In wissenschaftlichen Studien wird meist der Tabakkonsum in den letzten sieben Tagen erfragt, da nur dieser biochemisch validierbar ist. Mehr klinische Relevanz besitzt jedoch die kontinuierliche Abstinenz, also kein Tabakkonsum seit Ende der Behandlung, deren Erhebung jedoch nur über subjektive Aussagen der Befragten erfolgen kann. Da man im Gegensatz zu anderen Abhängigkeitserkrankung bei erwachsenen Rauchern von einer hohen Ehrlichkeit bei der Beantwortung von Fragebögen ausgeht, reichen schriftliche oder mündliche Befragungen aus, wobei nicht erreichte oder nicht antwortende Personen grundsätzlich als rückfällige Raucher gewertet werden.

Die konkreten Abstinenzquoten kognitiv-verhaltenstherapeutischer Behandlungen nach zwölf Monaten liegen meist zwischen 20 und 40 % (Batra, 2000). Abstinenzquoten von mehr als 40 % werden nur in Ausnahmefällen meist mit speziellen Zielgruppen und unter speziellen Behandlungsbedingungen erreicht. Insbesondere unter „Real world"-Bedingungen, bei denen keine speziell ausgebildeten und betreuten Behandler und keine speziell für wissenschaftliche Studien angeworbenen Raucher aufeinander treffen, sind die Langzeiterfolge ernüchternd.

Positive Prädiktoren für Abstinenz sind eine bevorstehende oder bereits eingetretene Schwangerschaft, Wahrnehmung körperlicher Einschränkungen oder Erkrankungen, die mit dem Rauchen in Verbindung gebracht werden, ein unterstützendes soziales Umfeld und nicht rauchende Partner. Negative Prädiktoren sind eine starke Nikotinabhängigkeit, hoher Alkoholkonsum, das Vorhandensein oder Auftreten anderer psychischer Störungen und weibliches Geschlecht.

Der Kenntnisstand der internationalen wissenschaftlichen Evaluationsforschung zur Tabakentwöhnung ist in den letzten Jahren in umfassenden

Metaanalysen zusammengestellt worden. Als die besten Zusammenfassungen des Wissensstands gelten die „Clinical Practice Guidelines" des U. S. Department of Health and Human Services (Fiore et al., 2000) sowie die laufend aktualisierten Cochrane-Reviews, die nur wissenschaftlich hochwertige Studien (randomisierte, experimentelle Kontrollstudien) berücksichtigen (Lancaster & Stead, 2005; Stead & Lancaster, 2005). Wichtigster Kennwert einer Metaanalyse ist der Odds Ratio (OR), anhand dessen sich ein Zusammenhang zwischen Variablen bzw. Interventionen und einem Ergebnis schätzen lässt. Der OR der Kontrollgruppe wird dabei immer mit dem Wert 1,0 festgelegt. Liegt der OR der Maßnahme, deren Effektivität von Interesse ist, und ebenso der niedrigste Wert des dazugehörigen Vertrauensintervalls über 1.0, so ist der positive Effekt der Maßnahme signifikant. Ein OR von 2,0 bedeutet beispielsweise, dass die untersuchte Intervention doppelt so effektiv war wie die Intervention in der Kontrollgruppe.

Die Effekte sind wissenschaftlich gesichert

Die spezifische Wirksamkeit der kognitiv-verhaltenstherapeutischen Behandlung gilt als wissenschaftlich abgesichert. Die Behandlung in Gruppen wie im Einzelsetting ist gleichermaßen erfolgreich (OR = 1,4). Eine zusätzliche medikamentöse Behandlung erhöht die Erfolgsquote um das anderthalb bis zweifache (OR = 1,7; Silagy, Lancaster, Stead, Mant & Fowler, 2004). Es besteht eine positive Beziehung zwischen Intensität der Unterstützung und Effektivität der Maßnahme. Das Optimum zwischen Aufwand und Behandlungserfolg liegt unterhalb von 300 Minuten Gesamtkontaktzeit (OR = 3.2), mit mindestens acht Einzelkontakten (OR = 2.3) von mindestens jeweils 10 Minuten Länge (OR = 2.3). Die der Rückfallprophylaxe dienenden Booster-Sitzungen und telefonische Nachbetreuung verbessern die Abstinenzquote (OR = 1,2 für die proaktive telefonische Beratung). Die Effekte von Selbsthilfematerialien wie Bücher, Broschüren, Ton- und Audiomedien oder Internetprogramme sind signifikant, aber eher gering (OR = 1,2). Allerdings muss bei der Bewertung von Selbsthilfemaßnahmen und auch anderen weniger personalintensiven Interventionen wie z. B. der Telefonberatung deren große Reichweite berücksichtigt werden. Da diese eine weite Verbreitung finden können und somit von vielen Rauchern in Anspruch genommen werden, können zahlenmäßig mehr Raucher aufhören als durch Gruppenbehandlungen, die zwar effektiver sind, jedoch nur wenig in Anspruch genommen werden (Kröger, 1996). Die bei Rauchern populäre Akupunktur hat langfristig keinen nachweislich positiven Effekt im Vergleich zu einer Placebobehandlung (OR = 1.1; 95 % CI: 0.7 bis 1.6, White, Rampes & Campbell., 2001). Es kann kein Unterschied zwischen einer Schein- und einer echten Akupunktur gefunden werden, was darauf hinweist, dass eventuelle Effekte einer Akupunkturbehandlung auf Grund von positiven Erwartungen zustande kommen mögen. Zudem weisen die Studien zu dieser Methode viele methodische Mängel auf. Ebenso wenig konnte auf Grund mangelnder Studienqualität kein Wirksamkeitsnachweis für die Hypnose erbracht werden.

4.8 Varianten der Methode und Kombinationen

Für die Beratung von Rauchern im medizinischen Setting, in dem die Behandlung der durch das Rauchen ausgelösten oder negativ beeinflussten Erkrankungen den Mittelpunkt bildet und nur wenig Zeit für Gespräche zur Verfügung steht, wird ein kurztherapeutisches Vorgehen anhand der so genannten „5 A" und „5 R" empfohlen. Bei dieser Methode wird der Raucher – abhängig von seiner Bereitschaft, sein Rauchverhalten zu ändern – auf sein Rauchverhalten und dessen Veränderung angesprochen. Ggf. werden Selbsthilfematerialien und Medikamente eingesetzt, das Thema Rauchen soll bei jedem erneuten Kontakt wieder aufgenommen werden, bei Bedarf ist die Vermittlung in eine kognitiv-verhaltenstherapeutische Behandlung vorgesehen.

Kurzinterventionen

Tabelle 15:
Die „5A" bei der Beratung des aufhörwilligen Rauchers

Abfragen des Rauchstatus („ask")	Systematische Identifikation aller rauchenden Patienten in einem normalen Beratungsgespräch
Anraten des Rauchverzichts („advise")	Klare, ernste und persönliche Aufforderung, zukünftig nicht mehr zu rauchen
Ansprechen der Aufhörmotivation („assess")	Erfassen, ob der Patient bereit dazu ist, das Rauchen aufzugeben
Assistieren beim Rauchverzicht („assist")	Beratung, wie der Patient das Rauchen einstellen kann, Einsatz von Selbsthilfematerialien und Medikation, ggf. Weitervermittlung
Arrangieren von Folgekontakten („arrange")	Vereinbarung eines erneuten Arztbesuchs nach dem Rauchstopp

Tabelle 16:
Die „5R" bei der Beratung des aufhörunwilligen Rauchers

Relevanz des Rauchens aufzeigen („relevance")	Bedeutung des Rauchens für das aktuelle gesundheitliche Problem des Patienten betonen
Risiken betonen („risks")	Analyse der individuellen Risiken des Weiterrauchens
Reize in Aussicht stellen („rewards")	Positive Aspekte des Nichtrauchens aufzeigen
Riegel des Rauchstopps eruieren („roadblocks")	Erfragen der persönlichen Hindernisse des Patienten, das Rauchen aufzugeben
Repetition der Motivation („repetition")	Bei nächstem Arztbesuch Motivierung wiederholen

Das kognitiv-verhaltenstherapeutische Vorgehen wird in einer Vielzahl von Selbsthilfematerialien und den im Internet verfügbaren interaktiven Aufhörprogrammen aufgegriffen. Diese teilweise kostenlos beziehbaren oder aus dem Internet herunterladbaren Programme lassen sich gut in die Behandlung von Rauchern integrieren. Vorsicht ist jedoch geboten bei einigen sehr populären Büchern, die insbesondere die kognitiven Strukturen der Raucher in Frage stellen und einen radikalen ziel- bzw. lösungsorientierten Ansatz vertreten, da sie Methoden der Selbstkontrolle und medikamentöse Behandlung ablehnen bzw. diffamieren, wie z. B. der Bestseller von Allen Carr: Endlich Nichtraucher. Eine Auflistung empfehlenswerter Selbsthilfemanuale und -broschüren befindet sich in Tabelle 17. Es bietet sich an, als Behandler die kostenlosen Broschüren sowie einige der Selbst-

Tabelle 17:
Empfehlenswerte Selbsthilfebroschüren und -bücher

Titel	Autor	Bezugsquelle	Anmerkungen
Ja, ich werde rauchfrei	BZgA	Bundeszentrale für gesundheitliche Aufklärung (BZg A)	Kostenloser Ratgeber mit konkreten Anleitungen
Aufatmen – Erfolgreich zum Nichtraucher	Peter Lindinger	Deutsche Krebshilfe e. V.	Kostenloser Ratgeber mit konkreten Anleitungen
Nichtraucher in 6 Wochen – Ein Selbsthilfeprogramm für alle, die das Rauchen aufgeben wollen	Anil Batra, Gerhard Buchkremer	Arbeitskreis Raucherentwöhnung Tübingen	Selbsthilfeprogramm mit dem Einsatz von Nikotinpräparaten als fester Bestandteil
Frei vom Rauchen – Gezielt aufhören und das Leben neu genießen	Margret Rihs, Heidi Lotti	Verlag Hans Huber	Systematisch aufgebautes Programm, das alle Phasen der Tabakentwöhnung umfasst
Nichtrauchen und trotzdem schlank!	Peter Lindinger	Fischer Taschenbuchverlag	irreführender Titel, viele Tipps
Das Frauen Nichtraucher Buch	Shirley Seul	Ariston – Heinrich Hugendubel Verlag	niederschwellig, in Romanform werden die Probleme von Rauchern beim Aufhören dargestellt

hilfebücher vorrätig zu haben, um diese dem aufhörwilligen Raucher mitgeben bzw. ausleihen zu können.

In Deutschland gibt es eine lange Tradition von Gruppenprogrammen zur Tabakentwöhnung. Sie werden für aufhörwillige Raucher in der Normalbevölkerung im Rahmen von Präventionsmaßnahmen zur Verhütung möglicher Folgeerkrankungen angeboten und von den gesetzlichen Krankenkassen im Rahmen des „Präventionsparagraphen" (§ 20, SBG V) anteilig erstattet (Stand 2007). Die Teilnahme an solchen Programme ist erstattungsfähig, wenn die Maßnahme zertifiziert ist, und die Behandler an einer entsprechenden Schulung teilgenommen haben. Tabelle 18 gibt einen Überblick über deutschsprachige Manuale zur Tabakentwöhnung in Gruppen.

Tabelle 18:
Manuale für Gruppenprogramme

Titel	Autor	Bezugsquelle
Tabakentwöhnung – Ein Leitfaden für Therapeuten	A. Batra, G. Buchkremer	Verlag W. Kohlhammer
Wir gewöhnen uns das Rauchen ab – wieder frei und selbstbestimmt leben	H. Unland	dgvt-Verlag Tübingen
Das Rauchfrei-Programm	C. Kröger, S. Gradl	IFT Institut für Therapieforschung München

Gruppenprogramme

Zielgruppenspezifische Programme z. B. für Frauen, die von normalen Gruppenprogrammen weniger profitieren als Männer, für Schwangere oder junge Eltern können auf den Grundlagen der bestehenden Programme mit spezifischen Informationseinheiten oder inhaltlichen Schwerpunkten aufbauen. Publizierte deutschsprachige Gruppenprogramme für diese Personengruppen gibt es bisher nicht. Für die Zielgruppe jugendlicher Raucher gibt es zwischenzeitlich ein differenziertes Angebot (vgl. Tab. 19). Obwohl viele Jugendliche ein unregelmäßiges Rauchmuster aufweisen und ein Interesse am Aufhören vorhanden ist, ist es schwierig, sie für die Teilnahme an einem Gruppenprogramm zu motivieren. Neben dem Ziel der Abstinenz wird auch eine Reduktion des Zigarettenkonsums, eine Punktabstinenz oder kontrolliertes Rauchen in den Programmen akzeptiert. In einem Gruppenprogramm zur Veränderung des Rauchverhaltens unmotivierter jugendlicher Raucher wird lediglich die Reflexion des eigenen Rauchverhaltens mit dem Ziel der Motivationssteigerung angestrebt (Bundeszentrale für gesundheitliche Aufklärung, 2003). Spezielle Broschüren, schriftliche Programme und Internetseiten für jugendliche Raucher stehen zur Verfügung.

Spezifische Programme für Jugendliche

97

Tabelle 19:
Programme für jugendliche Raucher

Titel	Autor/Hrsg.	Bezugsquelle	Anmerkungen
Ausstiegshilfen für rauchende Schüler Aus: Auf dem Weg zur rauchfreien Schule – Ein Leitfaden für Pädagogen	Bundeszentrale für gesundheitliche Aufklärung (BZgA)	Bundeszentrale für gesundheitliche Aufklärung (BZgA)	Manual für einen Kurs für rauchende Jugendliche mit dem Ziel, das Rauchen zu reduzieren oder völlig aufzugeben.
Anti Rauch Kurs. Aus: Auf dem Weg zur rauchfreien Schule – Ein Leitfaden für Pädagogen	Bundeszentrale für gesundheitliche Aufklärung (BZgA)	Bundeszentrale für gesundheitliche Aufklärung (BZgA)	Manual für einen Kurs zur Reflexion des eigenen Rauchverhaltens ohne das Ziel eines Rauchstopps
Ich knick die Kippe. Aus: Die „gläserne Schule" – Ein Projekt zur schulnahen Suchtvorbeugung	Hr. Frahm	Landesstelle gegen die Suchtgefahren für Schleswig-Holstein	Kursleitermanual
Just be smokefree	IFT-Nord	www.ift-nord.de	Kombination aus zugesandten Selbsthilfematerialien und einem Internetprogrammen
Rauchfrei	BZgA	www.rauch-frei.info	Internetprogramm

Das Ziel von Tabakentwöhnungsprogrammen ist in der Regel die Abstinenz von Tabakprodukten, da nur etwa 10 % aller Raucher in der Lage sind, langfristig ihren Tabakkonsum zu reduzieren (Hughes, 2000). Der gesundheitliche Nutzen von reduziertem Rauchen, insbesondere auf Herz-Kreislauferkrankungen, ist umstritten. Viele Raucher haben ein Interesse, das Rauchverhalten nicht ganz aufzugeben und kontrolliert bzw. reduziert weiter zu rauchen. Im Rahmen des MIT können individuelle Ziele wie z. B. **Therapieziel Reduktion** Reduktion des Zigarettenkonsums vereinbart und deren Erreichung überprüft werden. Es muss sich zeigen, ob sich Programme durchsetzen können, in denen eine Reduktion des Zigarettenkonsums und ggf. die Kompensation einiger Zigaretten durch nikotinhaltige Medikamenten angestrebt wird.

Eine Kombination von Gruppenprogrammen zur Tabakentwöhnung mit einem zweiten Schwerpunkt wie Gewichtsreduktion, Aufbau von Bewegung und sportlichen Aktivitäten, Stressbewältigung oder Erlernen einer Entspannungsübung hat sich nicht bewährt. Deshalb ist es Erfolg versprechender, wenn sich ein Tabakentwöhnungsprogramm auf das Rauchen konzentriert und die für die Stabilisierung des rauchfreien Lebens relevante Themen wie Ernährung, Bewegung und Entspannung im Programm lediglich gestreift werden. Bei entsprechender Indikation wird auf ein zusätzliches Angebot zur Bewältigung von schwerwiegenderen Problemstellungen hingewiesen. Eine Kombination von kognitiv-verhaltenstherapeutisch orientierter Tabakentwöhnung mit verschiedenen Einzelmethoden der Tabakentwöhnung wie etwa mit medikamentöser Behandlung, Akupunktur, suggestiven Verfahren oder Kräuterzigaretten ist denkbar. Außer für die medikamentöse Behandlung gibt es jedoch keine Hinweise auf eine Effektivität dieser Kombinationen.

Tabakentwöhnung wird vielfach im Rahmen von Rehabilitationsmaßnahmen im stationären Setting für spezifische Patientengruppen als Gruppenprogramm angeboten. Das Besondere dieser Programme sind enge zeitliche Vorgaben und die teilweise verpflichtende Teilnahme für alle Raucher. In der Regel werden geschlossene Gruppen angeboten, jedoch sind für einen routinierten Kursleiter die zeitgleiche Behandlung der Themen Motivation, Vorbereitung des Rauchstopps und Rückfallprävention auch in offenen Gruppen vorstellbar. Der Aufbau von Motivation kann auch nach dem **Stationäres Setting**

Tabelle 20:
Inhalte des Programms „Rauchfrei – ich?!"

Sitzung	Kursphase	Elemente
0	Informationsveranstaltung	– Informationen zum Rauchen und Aufhören – Vorstellung des Kurses
1	Kennenlernen und Vertrauen schaffen	– Gegenseitiges Vorstellen – Gruppenregeln – Wie andere mit mir über das Rauchen und Aufhören reden
2	Problembewusstsein aufbauen	– Quiz über allgemeine Informationen zum Rauchen und Aufhören – Rückmeldung zu meinem Rauchverhalten
3	Ambivalenz verstärken	– Stimmen für und gegen das Rauchen und das rauchfreie Leben – Melne Entscheidungswaage
4	Ambivalenz verstärken	– Gedanken über das Rauchen und das rauchfreie Leben – Meine persönlichen hinderlichen Gedanken
5	In Richtung Veränderung unterstützen	– Hinderliche Gedanken in Lösungen verwandeln
6	Veränderungsstrategie vorbereiten	– Meine Bergtour auf den Nichtraucher-Gipfel

Rauchstopp stabilisierend wirken und der Umgang mit Risikosituationen bietet schon vor dem Rauchstopp eine Vorbereitung auf das rauchfreie Leben. Eine besondere Herausforderung bilden die zum Rauchstopp unmotivierten Patienten, für die die Teilnahme an einer Maßnahme verpflichtend ist. Für diese Zielgruppe steht ein Programm zur Verfügung, das auf der Basis der motivierenden Gesprächsführung nach Miller und Rollnick eine Auseinandersetzung und Reflexion des eigenen Rauchverhaltens und persönlicher Ziele hinsichtlich des Rauchverhaltens beinhaltet, ohne einen Rauchstopp zu implizieren (vgl. Tab. 20). (Metz, Bühler, Schmid & Kröger, 2004).

Betriebliches Setting Angebote zur Tabakentwöhnung im betrieblichen Setting sind auf die jeweiligen Bedürfnisse des Betriebs abzustimmen. Die oben beschriebenen Gruppenprogramme können hier zum Einsatz kommen. Entscheidenden Einfluss auf den Erfolg solcher Maßnahmen haben die explizite Unterstützung durch die verschiedenen betrieblichen Instanzen (Betriebsleitung, Arbeitnehmervertretung/Betriebsrat, betriebsärztlicher Dienst) und die Einbettung der Maßnahme in eine umfassende Tabakkontrollpolitik des Betriebs.

Die Akzeptanz, Inanspruchnahme und die Effekte von Maßnahmen zur Tabakentwöhnung werden beeinflusst durch den Kontext, in dem ein Raucher lebt und arbeitet und in dem die Maßnahme angeboten wird. Eine Ächtung des Tabakkonsums durch die Gesellschaft sowie klare politische Signale und Maßnahmen zur Reduktion des Tabakkonsums beeinflussen die Motivation zur Inanspruchnahme von Angeboten zur Tabakentwöhnung. Seriosität, Professionalität, Verfügbarkeit, Erreichbarkeit und Kosten beeinflussen die Attraktivität eines Angebots.

4.9   Probleme bei der Durchführung

Auf mögliche Probleme bei der Durchführung von Tabakentwöhnungsmaßnahmen wurde bereits bei der Darstellung der Interventionen eingegangen. Die für eine Abhängigkeitserkrankung typische hohe Rückfallquote stellt für die Behandler eine große Herausforderung dar. Eine gewisse Frustrationstoleranz und die Bereitschaft zu realistischen Zielsetzungen sind hilfreich im Umgang mit diesen Problemen. Es ist sicher gut, wenn Berater sich auch Gedanken über ihre behandlungsrelevanten Kognitionen machen, damit sie sich selbst nicht unter einen zu hohen Erfolgsdruck setzen, der möglicherweise auch die Behandlung negativ beeinflussen könnte. Supervision und Austausch mit im Bereich der Tabakentwöhnung Tätigen ist eine Möglichkeit, das eigene Engagement zu erhalten und die Freude an dieser besonderen Arbeit nicht zu verlieren.

Das Risiko für einen Behandlungsabbruch ist am stärksten, wenn das gesetzte Ziel des Rauchstopps nicht erreicht wird. Scham- und Schuldgefühle und die Befürchtung, ein hoffnungsloser Fall zu sein, sind die Motive für den Rückzug des Rauchers. Dieser mögliche Verlauf der Tabakentwöhnung wird insofern berücksichtigt, als dass eine schriftliche Vereinbarung getroffen wird, die es dem Behandler erlaubt, den Raucher oder einen Angehörigen (Schweigepflichtentbindung) im Falle einer Terminabsage kontaktieren zu dürfen. Das ermöglicht es den Behandler aktiv zu werden und den Kontakt zum Raucher zu halten.

Die Entzugserscheinungen mit beginnender Abstinenz werden teilweise sehr dramatisch empfunden und geschildert. Vor dem Hintergrund, dass die Entzugserscheinungen nicht gefährlich sind, ist es wichtig, dass der Behandler verständnisvoll reagiert und beharrlich an dem eingeschlagenen Weg festhält. Viele der Entzugserscheinungen sind temporär und hören ohne weiteres Zutun des Betroffenen oder Therapeuten innerhalb von 14 Tagen auf. Hier gilt es den Raucher über die Zeit zu begleiten und das angestrebte Ziel im Auge zu behalten. Für den Fall, dass nach dem Rauchstopp Problembereiche wie eine extreme, nicht tolerierte Gewichtszunahme oder das Auftreten einer depressiven Störung deutlich werden, sollte eine Weiterbehandlung durch Spezialisten in die Wege geleitet werden (vgl. Kap. 4.3). Bei Patienten mit Medikamenteneinnahme ist zu beachten, dass es nach der Beendigung des Zigarettenkonsums zu einer Veränderung in der Plasmakonzentration der zuvor beschleunigt abgebauten Medikamente (z. B. bei Benzodiazepinen, trizyklischen Antidepressiva oder Neuroleptika) kommen kann. Bei Diabetikern muss die Insulingabe ggf. angepasst werden. Der verschreibende Arzt muss über den Rauchstopp informiert werden, so dass unter Umständen eine Dosisreduktion vorgenommen werden kann.

5   Fallbericht

Andrea Behrend[4] (41) kontaktiert auf Anraten ihres Hausarztes eine Rauchersprechstunde, die nach dem Modell der individuellen Tabakentwöhnung (MIT) arbeitet.

Im *Erstgespräch* berichtet Frau Behrend, dass sie seit dem 14. Lebensjahr raucht. Auch wenn ihr die ersten Zigaretten nicht „geschmeckt" haben, gab es ein so starkes Bedürfnis, von ihrer Clique anerkannt zu werden, dass sie trotz körperlichen Unbehagens weiterrauchte. Seitdem raucht die Klientin

---

4   Name geändert.

mit Ausnahme von zwei Schwangerschaften und den entsprechenden Still-
zeiten regelmäßig. Vor fünf Jahren hat sie mit Hilfe eines populären Ta-
bakentwöhnungsbuches das Rauchen beendet, ist aber nach sieben Monaten wieder rückfällig geworden als ihr Mann sich von ihr trennte. Innerhalb
weniger Wochen rauchte sie wieder wie in den Jahren zuvor. Wie viele Zigaretten sie ganz genau raucht, weiß sie nicht zu sagen, schätzt, dass es 20
bis 30 am Tag sind. Vor wenigen Wochen hat der Hausarzt bei einem Rou-
tinecheck einen deutlich erhöhten Blutdruck diagnostiziert und ihr dringend geraten, mit dem Rauchen aufzuhören und sich dabei professionell
unterstützen zu lassen. „Ich würde irgendwie auch gerne aufhören, kann
mir aber beim besten Willen zurzeit nicht vorstellen wie das funktionieren
soll" schließt sie ihre Ausführungen zur aktuellen Situationen ratlos ab.
„Ich bin einfach zu gestresst. In meinem Job als Sachbearbeiterin gibt es
zurzeit viele Veränderungen, weil Personalkosten gespart werden und
meine Kinder im Alter von 9 und 12 erziehe ich allein, das ist auch kein
reines Vergnügen." Die Beraterin verstärkt Frau Behrend explizit dafür,
dass sie den Weg zur Rauchersprechstunde gefunden hat und versichert ihr,
dass ihre Ambivalenz ganz normal sei und einer erfolgreichen Behandlung
nicht im Wege stünde. Da Frau Behrend selbst einräumt, ihre Konsummenge nicht genau zu kennen, führt sie bis zur zweiten Stunde ein Protokoll, in das sie die Menge der Zigaretten einträgt. Der Protokollbogen ist
auf die Größe einer Zigarettenschachtel faltbar, so dass sie bei jedem Griff
zur Schachtel einen Strich auf einer Konsumliste eintragen kann. Außerdem erhält sie ein Quiz, in dem sie ihr Wissen zum Thema Rauchen testen
kann und gleichzeitig Informationen vermittelt werden.

Frau Behrend ist von den Ergebnissen ihrer Protokollierung, die zu Beginn
der *zweiten Stunde* besprochen werden, überrascht: „Ich hätte nie gedacht,
dass ich fast jeden Tag 30 Zigaretten rauche und beim Kegeln glatt 15 Stück
am Abend wegrauche!" Die Beraterin nimmt die Konsummenge als Anlass, der Klientin die weiteren Fragen des Fagerström-Testes zu stellen und
erläutert ihr dann, dass sie nach dem Fagerström-Test stark vom Nikotin
abhängig ist. „Ich weiß ja schon seit langem, dass ich von den Zigaretten
nicht loskomme, aber es ist doch noch mal was anderes, das so krass von
außen zu hören" kommentiert Frau Behrend das Ergebnis. Die Therapeu-
tin schlägt nun die Pro-Contra-Liste vor, um der Klientin die Gelegenheit
zu geben, ihre Ambivalenz auf einem Flipchartpapier abzubilden. Frau
Behrend beginnt, die negativen Folgen des Tabakkonsums aufzuzählen, da
sie durch die Arbeit mit dem Quiz gezwungen war, sich der Gefahren des
Tabakkonsums noch einmal bewusst zu werden. Sie wird allerdings von
der Behandlerin darin unterbrochen und aufgefordert, zunächst die Argumente für das Rauchen zu benennen. Zögerlich fängt sie mit „Es tut halt
irgendwie gut" an und wird von der Behandlerin unterstützt, zunächst weitere Aspekte, die für das Rauchen sprechen zu finden. Es folgen Argumente für das rauchfreie Leben, gegen das rauchfreie Leben und gegen das

Rauchen. Die Beraterin fragt nach Aspekten, die noch nicht berücksichtigt wurden, wie Modellfunktion für die Kinder und Angst vor Gewichtszunahme, die Liste wird entsprechend ergänzt. Bei der Betrachtung aller Aspekte der Pro-Contra-Liste erkennt Frau Behrend: „Sicher bin ich abhängig und es ist eine Gewohnheit, das wusste ich immer schon, aber was mir am meisten klar geworden ist, dass ich vor allem rauche, wenn ich gestresst bin. Ich wusste, dass ich abends in der Kneipe nicht gern auf die Zigarette verzichten würde, aber das habe ich ja schon mal mehr als ein halbes Jahr geschafft. Was ich nicht schaffe, ist mir vorzustellen, wie ich ohne Zigaretten mit dem Stress fertig werden soll. Wie soll das gehen?" Die Beraterin würdigt die Erkenntnisse der Klientin und gibt ihr eine differenziertere Protokollierungsaufgabe: Frau Behrend bekommt einen Protokollbogen, in den sie Zeitpunkt, Menge und den Anlass für die Zigarette eintragen soll. Es gibt noch eine freie Spalte, in der sie persönliche Kommentare einfügen kann. Diese Protokollierung dient dazu, die Hypothese der Klientin, dass ihr Rauchen vor allem stressabhängig ist, zu überprüfen.

In der *dritte Stunde* kann Frau Behrend ihren Zigarettenkonsum sehr gut differenzieren: sie raucht aus Gewohnheit und bei absinkendem Nikotinspiegel regelmäßig ca. eine Zigarette pro Stunde, in Stresssituationen erhöht sich der Konsum erheblich und bei Geselligkeiten, an denen sie aber eher selten teilnimmt, raucht sie in Verbindung mit dem Konsum von alkoholischen Getränken. Bei der Analyse der Stresssituationen zeigt sich, dass Frau Behrend vor allem dann zur Zigarette greift, wenn sie sich überfordert fühlt, das kann der Fall sein, wenn sie unter Zeitdruck arbeiten muss oder wenn sie sich bei ihren Kindern nicht durchsetzen kann. In der Verhaltensanalyse einer typischen Stresssituation wird deutlich, dass die Wirkungserwartung an die Zigarette allein schon den subjektiven Stress senkt, die Nikotinzufuhr selbst diesen stressmindernden Effekt noch verstärkt. Da der Eindruck von Überforderung bei der Klientin das Gefühl der Hilflosigkeit auslöst, stellt die Zigarette letztlich ein Mittel dar, Hilflosigkeitserleben zu vermeiden. Dieser durch die Verhaltensanalyse aufgezeigte Mechanismus erstaunt Frau Behrend: „Man greift vollkommen automatisch zur Zigarette, wenn man im Stress ist und macht sich überhaupt nicht klar, was dahinter steckt. Unglaublich!" Nachdem Frau Behrend die Pro-Contra-Liste seit der letzten Stunde überdacht hat und sie die Ambivalenz noch einmal in vollem Ausmaß erlebt hat, entschließt sie sich nun auf Anfrage der Beraterin, mit dem Rauchen aufzuhören, auch wenn sie immer wieder betont, dass sie nicht weiß, wie sie diesen Zustand erreichen kann: „Das ist ja eine Sackgasse, in der ich mich da befinde, ich kann doch nicht mein Leben lang sofort zur Zigarette greifen, wenn ich gestresst bin. Da kriege ich meinen Blutdruck ja nie wieder runter. Außerdem hat mir das noch mal sehr zu denken gegeben, was Sie gesagt haben, dass man ja immer Modell ist für seine Kinder. Die lernen dann ja auch, dass man Stress nur mit Zigaretten bekämpfen kann. Und ich wünsche Ihnen doch so sehr, dass die mit dem Teufelszeug gar nicht erst anfangen." Die Beraterin drückt ihre Anerkennung für die Entscheidung der Klientin aus und versichert ihr, dass sie nun gemeinsam individuelle Strategien entwickeln werden, um den Ängsten der Klientin vor dem Aufhören zu begegnen. Zunächst wird der Stopptag festgelegt. Da Stresserleben ein Hauptauslöser für den Griff zu Zigarette ist, wird ein Samstag in zehn Tagen ausgesucht, an dem der berufliche Stress entfällt und die Kinder beim Vater sind. Den Montag möchte sich die Klientin frei nehmen, um sich einen Puffer zu verschaffen, bevor sie sich rauchfrei wieder der Doppelbelastung von Familie und Beruf aussetzt. Zum Schluss der Stunde wird Frau Behrend noch über den Einsatz von Nikotinpräparaten informiert. Da ihr die Argumentation sofort plausibel erscheint, dass sie sich überfordert, wenn sich gleichzeitig an der physiologischen und der psychologischen Seite der Abhängigkeit arbeitet, entscheidet sie sich für die Nikotinpräparate und bekommt die Hausaufgabe, sich in der Apotheke noch einmal zu informieren und das präferierte Produkt zu kaufen. Außerdem wird sie aufgefordert, alle Situationen, Tätigkeiten oder Stimmungen, die bei ihr Rauchverlangen auslösen, aufzulisten und Alternativen zum Rauchen zu finden. Die Beraterin gibt Beispiele dafür wie „Was könnte ich beim Telefonieren tun statt zu rauchen? Z. B. einen Kugelschreiber als Spielzeug in die freie Hand nehmen oder mit einem Stift kritzeln. Es könnte auch helfen, an einem anderen Ort zu telefonieren oder mal den Hörer mit der anderen Hand zu halten, um den Automatismus zu unterbrechen." Frau Behrend wird geraten, rauchfreie Menschen gezielt im Alltag zu beobachten und herauszufinden, was sie in Situationen tun, in denen Frau Behrend raucht.

In der vierten Stunde berichtet Frau Behrend, dass sie eine Liste mit Alternativen erstellt habe, dabei sei ihr doch sehr mulmig geworden mit ihrer Entscheidung. Schwerpunkt der Stunde ist deshalb die Stärkung der Zuversicht, was einerseits durch das Ausarbeiten eines Kontingenzvertrags und andererseits durch das Entwickeln einer positiven Imagination geschehen soll. Da das Budget für den persönlichen Bedarf von Frau Behrend recht limitiert ist, rechnet die Beraterin gemeinsam mit der Klientin die monatlichen Ausgaben für den Zigarettenkonsum aus. Die durchschnittlich 30 Zigaretten, die sie täglich raucht, kosten pro Monat ca. 200 Euro. Frau Behrend ist sehr überrascht über das Ergebnis: „ Es ist komisch, aber das habe ich noch nie ausgerechnet, obwohl ich andere Kosten sehr gut im Blick habe. Das ist ja richtig viel Geld, was da für's Rauchen draufgeht. Was man davon alles kaufen könnte …" Die Beraterin fragt, wofür Frau Behrend denn das Geld gern ausgeben würde. Nach einigen Antworten wie Bücher, Kosmetik und Kleidung meint Frau Behrend plötzlich: „Wenn ich soviel Geld zur Verfügung hätte, dann könnte ich mal mit meiner besten Freundin zu einem richtig schönen verlängerten Wellness-Wochenende fahren. Davon träume ich schon lange, aber das war finanziell einfach nicht drin." Dieser Wunsch der Klientin wird die Grundlage des Kontingenzvertrages, den Frau Behrend für sich mit Hilfe der Beraterin formuliert: „An jedem Tag, am dem ich nicht rauche, werde ich 6,60 Euro in einen durchsichtigen Behälter werfen. Nach drei Monaten habe ich knapp 600 Euro, das sollte für ein Wellness-Wochenende genügen!" Für Frau Behrend ist klar, dass sie mindestens ein Jahr das an Zigaretten gesparte Geld für sich selbst ausgeben möchte. Die Vorstellung vom geplanten Wellness-Wochenende hat bei Frau Behrend eine zuversichtlichere Stimmung hervorgerufen, die gut genutzt werden kann, um eine positive Imagination zu entwickeln. Die Beraterin erklärt Frau Behrend, dass es in Versuchungssituationen sehr hilfreich sein kann, wenn man sich ein konkretes Bild vorstellt, das motivierend wirkt, rauchfrei zu leben, also eine konkrete Perspektive zu entwickeln, die mit dem Rauchen unvereinbar ist. Der Klientin fällt es zunächst schwer, ein solches Bild für sich zu finden. Die Beraterin fragt sie nach Situationen, in denen das Rauchen heute schon störend ist. „Es nervt mich total, dass meine Kinder bei Radtouren immer auf mich warten müssen. Seit sie größer sind, fahren die mir locker davon, und ich keuch hinterher. Und das, wo bei uns alles flach ist. Eigentlich macht uns das gemeinsame Radfahren viel Spaß und wir würden auch gern mal Urlaub mit dem Rad machen, aber wenn ich nur an Steigungen denke, bleibt mir schon die Luft weg." Gemeinsam wird eine Imagination entwickelt, in der die Klientin mit ihren Kindern bei schönem Wetter ihre Lieblingsstrecke fährt und dabei frei durchatmen, das gleiche Tempo wie die Kinder fahren und die Tour genießen kann. Da Frau Behrend schon in einer Mutter-Kind-Kur vor einigen Jahren mit Imaginationen gearbeitet hat, kann sie sich gut auf das Bild einlassen und sie erinnert sich daran, dass sie damals auch ein „Muskel-Entspannungstraining" gelernt hat, das sie aber nicht mehr angewendet hat. Die Beraterin gibt ihr den Tipp, bei der Krankenkasse nach einer CD mit Jacobsentraining nachzufragen oder sich eine CD zu kaufen und wieder mit dem Üben zu beginnen. Eine weitere Aufgabe besteht darin, sich auf den Stopptag vorzubereiten, indem er gut geplant wird, ggf. schon Verabredungen getroffen werden.

Die *fünfte Stunde* ist wegen des nahenden Stopptags schon drei Tage später und einen Tag vor dem Stopptag. Frau Behrend ist sehr aufgeregt und berichtet, dass sie seit zwei Tagen sehr schlecht schlafe und ihre Gedanken um den Rauchstopp kreisten: „Bei jeder Zigarette denke ich, dass das eine der letzten meines Lebens ist und das macht mich ganz kribbelig. Ich will ja aufhören, aber mir wird jetzt erst richtig klar, was das bedeutet." Um gut gerüstet zu sein für den Rauchstopp plant die Beraterin mit der Klientin den Tag ganz konkret: „Wir schreiben jetzt quasi ein Drehbuch für morgen, daran können Sie sich ganz genau halten, das wird Ihnen das Aufhören erleichtern. Wir stellen uns den Ablauf des Tages jetzt ganz konkret vor und planen genau, was Sie morgen tun werden." Zunächst wird besprochen, in welcher Art die letzte Zigarette geraucht werden soll und dass am besten, direkt im Anschluss daran, am Vorabend des ersten rauchfreien

Tages die Rauchutensilien und noch vorhandene Zigaretten aus der Wohnung entfernt werden. Frau Behrend zögert noch bei dem Gedanken, ihre Aschenbecher wegzuwerfen, macht sich dann aber bewusst, dass sie diese nicht mehr brauchen wird, wenn sie rauchfrei leben wird. Ausreichend attraktive Tees und Säfte hat sie sich schon für das Wochenende gekauft, um viel trinken zu können. Sie plant, morgens noch im Bett das Nikotinpflaster aufzukleben und eine gute Freundin anzurufen, mit der sie vereinbart hat, dass sie sie unterstützen wird und die notfalls auch geweckt werden darf, wenn die Klientin vor Aufregung sehr früh aufwacht. Frau Behrend ist das ganz wichtig, weil sie routinemäßig morgens direkt eine Zigarette raucht. Eine andere Freundin wird dann zum Frühstück kommen und mit ihr in die Sauna fahren, was schon ein Vorgeschmack auf das Wellness-Wochenende sein soll. Abends wird sie mit einem Bekannten ins Kino gehen. Um der Zigarette zu widerstehen, wenn sie abends alleine ist, bereitet sie Vanillepudding vor, den sie als „bewährten Seelentröster" für sich bezeichnet. Auf Alkohol möchte sie in den ersten Wochen ganz verzichten, was ihr mit Ausnahme von Feiern auch nicht schwer fällt, weshalb sie diese meiden möchte. Ähnlich wird auch der zweite und dritte Tag geplant, wobei darauf geachtet wird, dass die Klientin zunehmend auch Zeit alleine verbringt. Die Beraterin fragt immer wieder, welche Alternativen es gäbe, wenn Unvorhergesehenes geschehen würde, z. B. der Bekannte den Kinobesuch kurzfristig absagen würde. Es werden Alternativen gefunden und Frau Behrend macht sich zu ihren Plänen Notizen, da sie befürchtet, im Stress des Aufhörens sich nicht mehr an alles zu erinnern. Frau Behrend hat mittels einer CD wieder mit dem Jacobsontraining begonnen und wird aufgefordert, sich die positive Imagination immer wieder vorzustellen. Zum Schluss macht die Beraterin mit Frau Behrend noch eine Übung zur Fünf-Sinne-Achtsamkeit: Sie soll sich auf eine Sinneswahrnehmung konzentrieren und nicht wertend beschreiben, was sie wahrnimmt („Ich höre ein Motorengeräusch, ich nehme ein Rauschen im Ohr wahr, ich höre ein Knistern ..."). Diese Übung wird Frau Behrend empfohlen, wenn das Verlangen sehr stark werden sollte. Vereinbart wird, dass die Beraterin die Klientin proaktiv um 18 Uhr anrufen wird, um über die Erfahrungen mit dem ersten rauchfreien Tag zu sprechen.

Im *ersten Telefonat* berichtet Frau Behrend, dass es ihr leichter als erwartet gefallen sei, ohne Zigarette in den Tag zu starten. „Durch die Ablenkung den ganzen Tag über ist das Verlangen nicht übermächtig gewesen, aber ich bin schon sehr nervös. Gut, dass mein Bekannter gleich kommt, ich kann jetzt nicht gut allein sein. Ich habe aber auch darauf geachtet, viel zu trinken und der Vanillepudding für heute Abend ist auch schon gekocht." Die Beraterin drückt ihre Freude und Anerkennung dafür aus, dass Frau Behrend die ersten Schritte in ein rauchfreies Leben getan hat und fragt, ob sie für den nächsten Tag noch etwas besprechen sollten. Da das nicht der Fall ist, vereinbaren sie für den nächsten Tag einen neuen Telefontermin.

Das *zweite Telefonat* fällt kurz aus, da Frau Behrend zwar immer noch sehr nervös, aber zuversichtlich wirkt. Ihre Kinder, die seit ein paar Stunden vom Vater zurück sind, nehmen interessiert Anteil an der Tabakentwöhnung der Mutter, und gemeinsam wollen die drei gleich Pizzaessen gehen.

Einen Tag später sitzt Frau Behrend sehr zerknirscht in der *sechsten Stunde*: „Ich hatte das Gefühl, dass eigentlich alles gut lief und war schon ganz stolz auf mich. Aber dann rief mein Ex-Mann an und meinte, er könne die Kinder in den nächsten Ferien nicht nehmen, weil er dann für drei Monate beruflich nach Shanghai müsse. Ich hatte sogar den Eindruck, dass es ihm Leid tut und er hat vermutlich wirklich keine andere Möglichkeit, aber ich habe mich trotzdem furchtbar aufgeregt. Ich hasse es, wenn man mich vor vollendete Tatsachen stellt, das macht mich komplett hilflos. Ich habe ihn ziemlich angeschnauzt und dann aufgelegt. Danach war es dann vorbei mit meinem Heldentum, ich habe mir sofort das Pflaster vom Arm gerissen und bin zum nächsten Automaten gerannt und habe gleich drei Zigaretten hintereinander geraucht. Und seitdem die ganze Schachtel, in nicht mal 24 Stunden." Frau Behrend beginnt zu weinen und wiederholt mit monotoner und leiser Stimme immer wieder den Satz: „Ich schaffe das nie, ich schaffe das nie …" Die Beraterin tröstet Frau Behrend und erklärt ihr, dass beide die letzten Tage nun analysieren und herausfinden werden, was genau geschehen ist. Sie betont, dass es bei einer Sucht wie bei vielen chronischen Erkrankungen normal sei, dass Rückfälle aufträten und dass man daraus viel lernen könne. Zunächst wird der Fokus auf die positiven Aspekte des Verhaltens gelegt, und die Beraterin führt der Klientin vor Augen, was sie alles gut gemacht hat und dass einige der Befürchtungen, die sie hatte, gar nicht eingetreten seien. Frau Behrend kann die von der Beraterin angesprochenen Argumente allerdings gar nicht anerkennen, sondern wertet sich stattdessen ab: „Ich bin einfach zu schwach, ich schaffe so etwas nicht." Im weiteren Gespräch zeigt sich, dass sich Frau Behrend sehr für ihren Rückfall schämt, sie fühlt sich als „Versagerin" und hat Angst, noch einmal einen Rauchstopp zu versuchen, weil sie befürchtet, erneut zu versagen. Die Beraterin zeigt viel Verständnis für die Scham und Angst der Klientin und ordnet die Gefühle als normal für diese Situation ein. Dadurch beruhigt sich Frau Behrend und kann den Inhalten des Gesprächs besser folgen. In der Analyse der letzten Tage wird deutlich, dass Frau Behrend ihren Start in ein rauchfreies Leben gut angegangen ist, dann aber für eine unvorhergesehene Stresssituation nicht ausreichend gerüstet war. Die Behandlerin ermutigt die Klientin, das Rauchen wieder einzustellen, indem sie ihr sagt, dass sie an sie glaube, sie gute Voraussetzung habe und schon viel geschafft habe. Nachdem sich Frau Behrend entschlossen hat, wieder rauchfrei zu werden, überlegen beide, was jetzt wichtig zu tun sei: die neu gekauften Zigaretten werden noch während der Sitzung vernichtet und Frau Behrend wird sich zuhause sofort wieder ein Nikotinpflaster aufkleben. Der weitere Tag wird geplant, wobei sich Frau Behrend dazu entschließt, einen weiteren Tag Urlaub zu nehmen, weil sie den Stress am Arbeitsplatz als zu risikoreich einschätzt. Es wird eine Notfallkarte entwickelt, die Frau Behrend ab jetzt immer bei sich tragen wird und die ihr vor allem Hilfestellung geben soll, wenn sie in Stresssituationen gefährdet ist. Frau Behrend entscheidet sich dabei für zwei Hauptstrategien: zunächst möchte sie eine einfache Atemübung durchführen und wenn sie sich etwas dadurch beruhigt hat, eine kognitive Distanzierungsstrategie anwenden. „Ich steigere mich schnell in was rein. Oft ist es hinterher gar nicht so dramatisch, deshalb wird es mir gut tun, Ihren Vorschlag aufzunehmen und mir zu überlegen, was ich in einer Woche, einem Monat, in einem Jahr, in zehn Jahren über dieses Ereignis denken werde. Das kann ich mir gut vorstellen." Zum Schluss erläutert die Behandlerin noch den Unterschied zwischen Vor- und Rückfall und instruiert die Klientin, im Falle eines erneuten Rauchens die Zigarette sofort auszumachen und zu vernichten. Ein weiterer Telefonkontakt wird für den kommenden Tag vereinbart.

Im *dritten Telefonat* berichtet Frau Behrend, dass sie es ganz gut geschafft habe, das Rauchen wieder einzustellen und sich besser fühle als am Tag zuvor. Beide besprechen, was für den nächsten Tag im Büro wichtig ist: die direkte Kollegin wird informiert und um Unterstützung gebeten, Frau Behrend wird sich ihr Handy auf jeweils 60 Minuten stellen und dann eine kleine Pause mit einer Tasse Tee und einer Atemübung machen, um sich zwischenzeitlich zu entspannen. Für den nächsten Tag wird ein weiteres Telefonat nach der Arbeit vereinbart.

Im *vierten Telefonat* wirkt Frau Behrend sehr erleichtert: „Es ging viel besser als ich dachte, die Arbeit hat mich abgelenkt. Natürlich bin ich noch nervös, aber das hielt sich insgesamt in Grenzen."

Die *siebte Stunde* findet drei Tage später statt. Frau Behrend hat nicht geraucht und ist darüber sehr glücklich. Die Beraterin freut sich mit ihr und fragt, was den bisherigen Erfolg gefährden könnte. „Also auf die so genannten Gewohnheitszigaretten habe ich gar keine große Lust mehr, da wirkt vielleicht auch das Pflaster ganz gut. Aber ich habe durch die ganze Geschichte hier gemerkt, dass ich insgesamt zu wenig für mich tue, ich bin eigentlich immer leicht angespannt und wenn dann noch was Unvorhergesehenes hinzukommt, dann ist mir alles zuviel." Nach verschiedenen Überlegungen nimmt sich Frau Behrend vor, häufiger Schwimmen zu gehen, das habe sie früher immer gerne getan. Im Weiteren wird noch besprochen, wie das Nikotin ausgeschlichen wird, wobei die Behandlerin davor warnt, zu früh oder zu schnell zu reduzieren. Frau Behrend wünscht sich noch einen weiteren Kontakt nach vier Wochen, das vermittle ihr Sicherheit.

Die *achte Sitzung* eröffnet Frau Behrend damit, dass sie einen „Vorfall" gehabt habe. Sie sei auf einer Party gewesen und zu fortgeschrittener Stunde habe sie eine angebotene Zigarette genommen. „Aber Sie brauchen sich keine Sorgen zu machen. Ich habe keine drei Züge geraucht. Abgesehen davon, dass ich fand, dass die Zigarette furchtbar schmeckt, ist mir der Schreck dermaßen durch die Glieder gefahren, dass ich die Zigarette sofort ausgedrückt habe. Wissen Sie, es ist nicht so, dass ich nicht täglich an Zigaretten denke, aber ich habe immer das Bild vor Augen, wie ich mit meinen Kindern Rad fahre, das hilft ungemein!" Die Klientin berichtet, dass sie zwar nicht zum Schwimmen gegangen sei, das sei irgendwie zu aufwändig, aber eine Freundin habe sie zum Yoga mitgenommen, und das sei für sie genau das Richtige. Ein letzter proaktiver Anruf wird in fünf Monaten stattfinden, bei Schwierigkeiten wird sich die Klientin melden. Frau Behrend schenkt der Beraterin zum Schluss eine Karte mit dem „lachenden Buddha": „Die steht bei mir auf dem Schreibtisch und ich schau immer wieder drauf, das entspannt mich und bei den vielen schwierigen Rauchern, die sie behandeln, tut Ihnen das vielleicht auch gut" verabschiedet sie sich augenzwinkernd.

Das *fünfte und letzte proaktive Telefonat* gestaltet sich kurz, da Frau Behrend nun seit sechs Monaten nicht mehr raucht und darüber sehr glücklich ist. Das Nikotin hat sie langsam ausgeschlichen, was ihr keine Probleme bereitet hat: „ Es ist mehr im Kopf, irgendwann muss man die Krücke wegwerfen, und das habe ich dann auch getan." Sie erzählt noch von ihrem tollen Wellness-Wochenende an der Ostsee und dass als nächstes eine Woche Mallorca geplant sei: „ Das Geld habe ich jetzt ja. Und eins ist sicher – nur im Nichtraucherzimmer. Ich bin wie alle Ex-Raucher – ich ertrage Rauch überhaupt nicht mehr. Wenn mir das früher einer gesagt hat, habe ich das belächelt, aber es ist wirklich so."

6 Literatur

Augustin, R., Metz, K., Heppekausen, K. & Kraus, L. (2005). Tabakkonsum, Abhängigkeit und Änderungsbereitschaft – Ergebnisse des Epidemiologischen Suchtsurvey 2003. *Sucht, 51,* 40–48.

Bandura, A. (1977). *Social learning theory.* Oxford: Prentice Hall.

Batra, A. (2000). *Tabakabhängigkeit.* Darmstadt: Steinkopf.

Batra, A., Schütz, C. G. & Lindinger, P. (2006). *Leitlinie Tabakentwöhnung.* Verfügbar unter: http://www.uni-duesseldorf.de/AWMF/ll/076-006.htm [28. 11. 2006].

Beck, A. T., Wright, F. D., Newman, C. F. & Liese, B. S. (1997). *Kognitive Therapie der Sucht.* Weinheim: Psychologie Verlags Union.

Bleich, S., Havemann-Reinecke, U. & Kornhuber, J. (2002). *Fagerström-Test für Nikotinabhängigkeit (FTNA).* Göttingen: Beltz Test.

Bundeszentrale für gesundheitliche Aufklärung (BZgA) (2003). *Auf dem Weg zur Rauchfreien Schule. Ein Leitfaden für Pädagogen zum Umgang mit dem Rauchen.* Bundeszentrale für gesundheitliche Aufklärung, Köln.

Deutsches Krebsforschungszentrum (DKFZ) (2005a). *Dem Tabakkonsum Einhalt gebieten – Ärzte in Prävention und Therapie der Tabakabhängigkeit* (Rote Reihe Tabakprävention und Tabakkontrolle Band 4). Heidelberg: Deutsches Krebsforschungszentrum.

Deutsches Krebsforschungszentrum (DKFZ) (2005b). *Passivrauchen – ein unterschätztes Gesundheitsrisiko* (Rote Reihe Tabakprävention und Tabakkontrolle Band 5). Heidelberg: Deutsches Krebsforschungszentrum.

DiFranza, J.R., Rigotti, N.A., McNeill, A.D., Ockene, J.K., Savageau, J.A., St Cyr, D. et al. (2000). Initial symptoms of nicotine dependence in adolescents. *Tobacco Control, 9,* 313–9.

Dilling, H., Mombour, W. & Schmidt, M. H. (1994). *Internationale Klassifikation psychischer Störungen. ICD–10 Kapitel V (F). Klinisch-diagnostische Leitlinien.* Bern: Huber.

Doll, R., Peto, R., Boreham, J. & Sutherland, I. (2004). Mortality in relation to smoking: 50 years' observations on male British doctors. *BMJ, 328,* 1519.

Festinger, L. (1957). *A cognitive theory of dissonance.* Oxford: Low, Peterson.

Fiore, M.C., Bailey, W.C., Cohen, S.J., Dorfman, S.F., Goldstein, M.G., Gritz, E.R., Heyman, R.B., Jaén, C.R., Kottke, T.E., Lando, H.A., Mecklenburg , R.E., Mullen, P.D., Nett, L.M., Robinson, L., Stitzer, M.L., Tommasello, A.C., Villejo, L. & Wewers, M.E. (2000). *Treating Tobacco Use and Dependence. A Clinical Practice Guideline.* Rockville, MD: U.S. Department of Health and Human Services.

Grawe, K. (1998). *Psychologische Therapie.* Göttingen: Hogrefe.

Grüsser, S.M. & Thalemann, C.N. (2006). *Verhaltenssucht. Diagnostik, Therapie, Forschung.* Bern: Huber.

Haustein, K.-O. (2001). *Tabakabhängigkeit. Gesundheitliche Schäden durch das Rauchen. Ursachen – Folgen – Behandlungsmöglichkeiten für Politik und Gesellschaft.* Köln: Deutscher Ärzte-Verlag.

Heatherton, T.F., Kozlowsky, L.T., Frecker, R.C. & Fagerström, K.-O. (1991). The Fagerström Test for Nicotine Dependence: A revision of the Fagerström Tolerance Questionnaire. *British Journal of Addiction, 86* (9), 1119–1127.

Hughes, J.R. (2000). Smoking Reduction: Efficacy and Implementation. *Addiction, 5* [Supplement 1], 1–41.

Kraus, L. & Augustin, R. (2001). Repräsentativerhebung zum Gebrauch psychoaktiver Substanzen bei Erwachsenen in Deutschland 2000. *Sucht, 47,* 5–87.

Kröger, C. (1996). Strategien der Raucherentwöhnung. *Praxis der klinischen Verhaltensmedizin und Rehabilitation, 34,* 87–89.

Lancaster, T. & Stead, L.F. (2005). Individual counselling for smoking cessation. *The Cochrane Database of Systematic Review, 2.*

Lindenmeyer, J. (1997). *Alkoholabhängigkeit* (Fortschritte der Psychotherapie Band 6). Göttingen: Hogrefe.

Linehan, M.M. (1996). *Dialektisch-Behaviorale Therapie der Borderline-Persönlichkeits-Störung.* München: CIP-Medien.

Marlatt, G.A. & Gordon, J.R. (Eds.). (1985). *Relapse Prevention: Maintenance strategies in the treatment of addictive behaviors.* New York: Guilford Press.

Mayfield, D., McLeod, G. & Hall, P. (1974). The CAGE questionnaire: Validation of a new alcoholism screening instrument. *American Journal of Psychiatry, 131* (10), 1121–1123.

Metz, K., Bühler, A. Schmid, G. & Kröger, C.B. (2004). „Rauchfrei – Ich?!" – Ein Therapiemanual zur Förderung der Änderungsbereitschaft bei Rauchern: Ergebnisse der Erprobung. *Psychotherapeut, 9,* 66–72.

Miller, W.R. & Rollnick, S. (2004). *Motivierende Gesprächsführung.* Freiburg: Lambertus Verlag.

Morgenstern, J. & Longabaugh, R. (2000). Cognitive-behavioral treatment for alcohol dependence: a review of evidence for its hypothesized mechanisms of action. *Addiction, 95,* 1475–1490.

Peto, R., Lopez, A. D., Boreham, J., Thum, M., Heath, C. & Doll, R. (1996). Mortality from smoking worldwide. *British Medical Bulletin, 52* (1), 12–21.

Prochaska, J. O. & DiClemente, C. C. (1983). Stages and processes of self-change of smoking: Toward an integrative model of change. *Journal of Consulting and Clinical Psychology, 51* (3), 390–395.

Saß, H., Wittchen, H.-U. & Zaudig, M. (1996). *Diagnostisches und Statistisches Manual psychischer Störungen DSM-IV.* Göttingen: Hogrefe.

Silagy, C., Lancaster, T., Stead, L. F., Mant, D. & Fowler, G. (2004). Nicotine replacement therapy for smoking cessation. *The Cochrane Database of Systematic Review, 3.*

Stead, L. F. & Lancaster, T. (2005). Group behaviour therapy programmes for smoking cessation. *The Cochrane Database of Systematic Review, 2.*

Thamm, M. & Lampert, T. (2006). Tabak – Zahlen und Fakten zum Konsum. In Deutsche Hauptstelle für Suchtfragen e.V. (Hrsg.), *Jahrbuch Sucht 2005* (S. 29–51). Geesthacht: Neuland Verlagsgesellschaft mbH.

Tretter, F. & Müller, A. (Hrsg.). (2001). *Psychologische Therapie der Sucht.* Göttingen: Hogrefe.

U. S. Department of Health and Human Services (2004). *The Health Consequences of Smoking. A Report of the Surgeon General.* Atlanta: U. S. Department of Health and Human Services.

Wetterer, A. & von Troschke, J. (1986). *Smoker Motivation.* Berlin: Springer.

White, A. R., Rampes, H. & Campbell, J. L. (2001). Acupuncture and related interventions for smoking cessation. *The Cochrane Database of Systematic Review, 4.*

Woody, G. E., Cottler, L. B., & Cacciola, J. (1993). Severity of dependence: data from the DSM-IV field trials. *Addiction, 88,* 1573–79.

7   Anhang

	Motivationsleiter
10	Ich habe mit dem Rauchen aufgehört und werde nie wieder rauchen.
9	Ich habe mit dem Rauchen aufgehört, aber mache mir immer noch Sorgen, rückfällig zu werden.
8	Ich rauche immer noch, aber habe mein Rauchverhalten verändert, z. B. habe ich die Anzahl der Zigaretten vermindert. Ich bin jetzt bereit, einen Stopptag festzulegen.
7	Ich plane auf jeden Fall innerhalb der nächsten 30 Tage mit dem Rauchen aufzuhören.
6	Ich plane auf jeden Fall innerhalb der nächsten 6 Monate mit dem Rauchen aufzuhören.
5	Ich spiele oft mit dem Gedanken, mit dem Rauchen aufzuhören, aber ich habe keine Pläne, es zu tun.
4	Ich denke manchmal daran, mit dem Rauchen aufzuhören, aber habe keine Pläne, es zu tun.
3	Ich denke selten daran, mit dem Rauchen aufzuhören, und habe es auch nicht vor.
2	Ich denke nie daran, mit dem Rauchen aufzuhören, und habe es auch nicht vor.
1	Ich genieße es zu rauchen und habe mich entschieden, niemals damit aufzuhören. Ich habe kein Interesse aufzuhören.

Protokollbogen – Registrierkarte

Bitte registrieren Sie vor dem Anzünden einer Zigarette den Anlass, warum oder wozu Sie die Zigarette rauchen wollen. Bitte machen Sie pro Zigarette einen Strich in das entsprechende Kästchen.

Datum: _____   Wochentag: ☐Mo ☐Di ☐Mi ☐Do ☐Fr ☐Sa ☐So

Zeit	Anlass						
	„Bin ge- stresst"	„Brauche Anre- gung"	„Brauche Ablen- kung"	„Ge- nieße"	„Einfach so"	„Ich brauche sie"	„Kontakt- auf- nahme"
0–2							
2–4							
4–6							
6–8							
8–10							
10–12							
12–14							
14–16							
16–18							
18–20							
20–22							
22–24							
Summe							

Anmerkungen

1. Warum rauchen die meisten Kinder ihre erste Zigarette? (1 Antwort ist richtig)
a. Weil sie gut schmeckt.
b. Weil sie neugierig sind.
c. Weil sie Zigaretten von Erwachsenen angeboten bekommen.
d. Weil sie nicht hinreichend über die Gefahren Bescheid wissen.

2. Wie viele verschiedene Stoffe enthält der Zigarettenrauch? (1 Antwort ist richtig)
a. Etwa 1.000
b. Etwa 2.000
c. Etwa 3.000
d. Etwa 4.000

3. Welche Inhaltsstoffe enthält der inhalierte Zigarettenrauch? (4 Antworten sind richtig, 1 ist falsch)
a. Blausäure
b. Salzsäure
c. Arsen
d. Formaldehyd
e. Nickel

4. Welche der folgenden Stoffe sind dem Zigarettentabak beigemischt? (4 Antworten sind richtig, 1 ist falsch)
a. Kakao
b. Teer
c. Ammoniak
d. Aceton (Lösungsmittel)
e. Glykol (Frostschutzmittel)

5. Für welche Erkrankung ist bei Zigarettenrauchern das Risiko *am wenigsten* erhöht? (1 Antwort ist richtig)
a. Lungenkrebs
b. Magenkrebs
c. Luftröhrenkrebs
d. Chronische Bronchitis
e. Herzinfarkt

6. Welche der aufgelisteten körperlichen Folgen werden zu den möglichen Konsequenzen des Rauchens gezählt? (4 Antworten sind richtig, 1 ist falsch)
a. Zahnausfall
b. Hautalterung
c. Kurzsichtigkeit
d. Bluthochdruck
e. Osteoporose

7. Was verursacht das Passivrauchen bei Kleinkindern? (3 Antworten sind richtig, 1 ist falsch)
a. Häufiges Erbrechen
b. Erhöhtes Risiko für plötzlichen Kindstod
c. Erkrankungen der Atemwegsorgane
d. Mittelohrentzündungen

8. Nikotin hat ein „bivalentes Wirkspektrum". Was heißt das? (1 Antwort ist richtig)
a. Erst wenn man sich an das Rauchen gewöhnt hat, kann man die Wirkung des Nikotins genießen.
b. Nikotin kann anregend oder beruhigend wirken.
c. Je nach Dosis hat Nikotin eine gesundheitsförderliche oder eine gesundheitsschädigende Wirkung.
d. Bei manchen wirkt es, bei anderen nicht.

9. Welche der folgenden Aussagen zum Nikotin stimmen? (2 Aussagen sind richtig, 2 falsch)
a. Nikotin ist eine Droge.
b. Nikotin verursacht viele körperliche Krankheiten.
c. Nikotin aus Zigaretten macht stark süchtig.
d. Nikotin und Haschisch machen gleichermaßen süchtig.

10. Was sind Anzeichen für eine starke körperliche Abhängigkeit? (3 Antworten sind richtig, 1 ist falsch)

a. Frühmorgentliches Rauchen
b. Zigarettenkonsum höher als 20 Zigaretten am Tag
c. Starke körperliche Entzugserscheinungen
d. Erfolglose Aufhörversuche

11. Wie lange braucht das Nikotin der Zigarette bis es das Gehirn erreicht? (1 Antwort ist richtig)

a. 2 Minuten
b. 1 Minute
c. 30 Sekunden
d. 10 Sekunden
e. 2 Sekunden

12. Wie lange dauert es nach dem Aufhören bis der Geruchs- und Geschmackssinn anfängt, sich zu regenerieren? (1 Antwort ist richtig)

a. 20 Minuten
b. 8 Stunden
c. 2 Tage
d. 14 Tage
e. 3 Monate

13. Welche Symptome gehören zu den typischen Entzugserscheinungen von Rauchern? (2 Antworten sind richtig, 3 falsch)

a. Erhöhter Schlafbedarf
b. Konzentrationsschwierigkeiten
c. Euphorische Stimmung
d. Juckreiz
e. Schlafstörungen

14. Wie kann man Entzugserscheinungen überwinden? (4 Antworten sind richtig, 1 ist falsch)

a. Bewegung
b. Nikotinhaltige Medikamente
c. Alkoholische Getränke
d. Entspannungsübungen
e. Ablenkung

15. Welche der folgenden Tipps sollte man beherzigen, wenn man mit dem Rauchen aufhören will? (3 Antworten sind richtig, 1 ist falsch)

a. „Lege ein Datum fest, an dem du die letzte Zigarette rauchst."
b. „Mache alles wie bisher, es wird schon nichts passieren, wenn du fest dran glaubst."
c. „Denke positiv! Entzugserscheinungen zeigen, dass der Körper sich erholt."
d. „Keine Ausreden! Es gibt keine Entschuldigungen dafür, ‚nur die eine Zigarette' zu rauchen."

16. Was ist die häufigste Ursache dafür, dass Raucher nach einem Aufhörversuch rückfällig werden und wieder mit dem Rauchen anfangen? (1 Antwort ist richtig)

a. Stress
b. Verführung durch andere Raucher
c. Gewichtszunahme
d. Starke Entzugserscheinungen
e. Übermut

Frage 1 – richtige Antwort: B

Der „gute" Geschmack einer Zigarette stellt sich erst als Folge der Assoziationen zwischen den positiven Effekten des Nikotins und der Rauchhandlung ein. Die erste Zigarette hat meist negative körperliche Reaktionen zur Folge (Übelkeit, Durchfall). Die meisten Kinder rauchen aus Neugier und Rebellion ihre erste Zigarette.

Frage 2 – richtige Antwort: D

Der Zigarettenrauch enthält über 4.000 verschiedene Stoffe. Mehr als 70 davon sind nach Angaben des Deutschen Krebsforschungszentrums in Heidelberg (DKFZ) krebserregend.

Frage 3 – falsche Antwort: B

Salzsäure ist nicht im Tabakrauch enthalten.

Blausäure ist ein hochgiftiger Stoff, der beim Verbrennen von Kunststoffen, aber auch beim Rauchen entsteht. Sie wird z. B. auch als Begasungsmittel in der Schädlingsbekämpfung eingesetzt.

Arsen ist ein Gift, das früher als Schädlingsbekämpfungsmittel (z. B. Mücken-Killer-Sprays) eingesetzt wurde, bis solche Mittel verboten wurden, weil das darin enthaltene Arsen die umliegende Umwelt zu sehr schädigt.

Formaldehyd ist ein paradoxer Stoff: Bei Toten wird er in Venen und Wangen injiziert, damit ihre Körper nicht verwesen. Was aber einem toten Körper dienlich ist, kann für uns Lebende fatale Folgen haben: Atem- und Hautprobleme oder sogar Krebs. Deswegen muss Formaldehyd in manchen Ländern, zum Beispiel Kanada, gesetzlich auf den Zigarettenpäckchen zwecks Warnung aufgeführt werden.

*Nickel*verbindungen sind als krebserzeugend für den Menschen einzustufen. Die Zufuhr von Nickel über die Lunge durch Belastungen der Außen- und Innenraumluft sind in der Regel vernachlässigbar gering. Nur das Rauchen leistet einen bedeutsamen Beitrag zur inhalativen Nickelzufuhr. So wird angenommen, dass über das Rauchen einer Packung Zigaretten zusätzlich 4 µg Nickel der Person zugeführt werden.

Frage 4 – falsche Antwort: B

Zigaretten sind ein designtes Produkt. Der Tabak der Zigarette wird bei der Zigarettenherstellung mit bis zu 600 Zusatzstoffen gemischt, um den Geschmack zu verbessern, negative Nebenwirkungen zu reduzieren und die Wirkung zu verbessern.

Teer wird nicht hinzugefügt. Es entsteht erst durch den Verbrennungsprozess und ist somit *nicht* direkt im Tabak enthalten. Teer selbst beinhaltet über 40 krebserzeugende Stoffe!

Kakao wird dem Tabak zur Verbesserung des Geschmacks beigemischt.

Ammoniak ist ein stechend riechendes Gas, das bei der Zersetzung von organischen Substanzen entsteht. Der Stoff beschleunigt und vereinfacht den Weg des Nikotins in den Körper. Es sorgt dafür, dass mehr Nikotin als üblich noch schneller in den Blutkreislauf gelangt. Ammoniak macht das Nikotin fettlöslicher.

Es kann dadurch besser durch die Gewebeschichten im Körper gleiten. Viele Experten kritisieren, dass Raucher deswegen leichter abhängig werden.
Aceton ist ein organisches Lösungsmittel (Nagellackentferner), eine klare, farblose, aromatisch riechende Flüssigkeit, die von Schnüfflern als Rauschersatzmittel verwendet wird; gut brennbar.
Glykol: Feuchthaltemittel

Frage 5 – richtige Antwort: B
Magenkrebs Das Rauchen begünstigt jede Art von Krebsentstehung, jedoch ist das Risiko für die Entstehung von Magenkrebs geringer als für die anderen aufgeführten Erkrankungen.
Chronische Bronchitis und chronisch obstruktive Lungenerkrankungen (COPD) sind die häufigsten Folgen des Rauchens. Ca. 90 % aller Patienten mit COPD rauchen oder haben in der Vergangenheit geraucht. Rund zwei Drittel (64 %) aller COPD-Todesfälle sind auf das Rauchen zurückzuführen. Dabei ist die Menge der gerauchten Zigaretten wichtig: Die Mortalität durch COPD ist bei starken Rauchern bis zu 24-mal höher als bei leichten Rauchern. Raucher sterben dreimal so häufig wie Nichtraucher an Atemwegserkrankungen jeglicher Art, starke Raucher sogar fünfmal so häufig. Dem Rauchen von Tabak wird ein etwa 20- bis 30-fach erhöhtes *Lungenkrebs*- Erkrankungsrisiko zugeschrieben. Der Tabakkonsum ist außerdem ein Hauptrisikofaktor für *Herz-Kreislaufkrankheiten* und periphere arterielle Durchblutungsstörungen. Dies ist unter anderem auf eine veränderte Blutgerinnung, die frühzeitige Entwicklung von Arteriosklerose sowie eine erhöhte Herzfrequenz und erhöhten Blutdruck bei Rauchern zurückzuführen. Raucher haben ein etwa 2- bis 4-fach höheres Risiko, an einer Herz- Kreislaufkrankheit zu erkranken, als Nichtraucher. Ebenfalls signifikant erhöht sich durch das Rauchen das Risiko für *Luftröhrenkrebs*.

Frage 6 – falsche Antwort: C
Rauchen hat Auswirkungen auf die verschiedensten Bereiche des Körpers und der Gesundheit. Es führt zu arteriellen Veränderungen und damit zur *Erhöhung des Blutdrucks*, zur *Veränderung der Haut*. Verbrennungsprodukte führen zu *Verfärbungen der Zähne* und zu schnellerer *Rückbildung des Zahnfleischs*. Direkte Auswirkungen auf *Kurz- oder Weitsichtigkeit* gibt es jedoch nicht. Die Sehkraft (Linsentrübung) kann durch das Rauchen jedoch beeinträchtigt werden.

Frage 7 – falsche Antwort: A
Auf die Gesundheit von Kindern wirkt sich das Passivrauchen in besonders starkem Maße aus: Gehäufte akute und chronische *Mittelohr- und Lungenentzündungen*, *Asthma*, *chronische Bronchitis*, aber auch verzögertes Wachstum und ein eingeschränkter Geruchssinn sind nur einige der Beschwerden, die bei Kindern mit rauchenden Eltern wesentlich häufiger auftreten. Es gibt keine Daten dazu, dass *häufiges Erbrechen* eine Folge des Passivrauchens ist. Passivrauchen ist ein entscheidender Risikofaktor für das Auftreten des *plötzlichen Kindstods*. Außerdem wird ein Kind, das schon früh passiv mitgeraucht hat mit größerer Wahrscheinlichkeit später selbst Raucher. Auf einen Irrtum kann an dieser Stelle hingewiesen werden: Passivrauchen geschieht nicht nur, wenn das Kind frischen Qualm einatmet. Passivrauchen geschieht auch, wenn ein Kind sich in einem gelüfteten Zimmer befindet, in dem regelmäßig geraucht wird.

Frage 8 – richtige Antwort: B

Je nach Dosis wirkt Nikotin anregend oder beruhigend. Raucher lernen implizit die Nikotinmenge durch unterschiedliche Art der Inhalation so zu dosieren bzw. aufzunehmen, um bei sich die gewünschte Wirkung zu erzielen. Das kann entweder die Steigerung der Leistungs- und Konzentrationsfähigkeit oder die Senkung von Nervosität und Erzeugung von Entspannung sein.

Frage 9 – richtige Antwort: A und C

Definition Droge: „Eine Substanz, die dem lebenden Organismus zugeführt, eine oder mehrere seiner Funktionen zu verändern mag." (WHO, 1969). Tatsächlich führt Nikotinkonsum zu Veränderungen im Belohnungssystem des Gehirns, welches für positive Gefühle verantwortlich ist. Nikotin ist eine Droge und kann zu körperlicher und psychischer Abhängigkeit führen. Tatsächlich macht nur das Nikotin aus der Zigarette süchtig (im Gegensatz zur Nikotinzufuhr durch Kaugummis und Pflaster), weil nur durch die Zigarette das Nikotin über die Lunge so schnell zu den Rezeptoren im Gehirn gelangen kann und dadurch einen „Kick" verursacht. Über die Haut oder die Mundschleimhaut dauert es wesentlich länger. Das Nikotin selbst ist nicht oder nur in geringem Ausmaß gesundheitsschädlich. Schädlich sind die verschiedenen Stoffe, die neben Nikotin in der Zigarette enthalten sind bzw. durch die Verbrennung entstehen.

Nikotin macht nicht gleichermaßen süchtig wie Haschisch, sondern deutlich mehr. Etwa ein Drittel aller Menschen, die jemals Zigaretten probiert haben werden abhängig. Dies trifft „nur" auf 20 % derjenigen zu, die Heroin probiert haben und nur für etwa 9 % der Haschisch-Konsumenten. Zigaretten haben also demnach ein höheres Abhängigkeitspotenzial als manch illegale Droge.

Frage 10 – falsche Antwort: D

Starke körperliche Entzugserscheinungen treten bei etwa 50 % aller Raucher auf – unabhängig von der Stärke der Abhängigkeit.

Frage 11 – richtige Antwort: D

Über die Lunge findet das Nikotin den schnellsten Weg ins Gehirn zu den Rezeptoren der Belohnungszentren. Dort werden dann Botenstoffe ausgeschüttet, die dafür sorgen, dass es dem Rauchenden gut geht (Dopamin). Das alles passiert innerhalb von 10 Sekunden.

Frage 12 – richtige Antwort: C

Es gibt sehr schnelle Effekte des Nichtraucherwerdens. So normalisieren sich der Puls und der Blutdruck nach 20 Minuten, dadurch werden Hände und Füße besser durchblutet. Nach acht Stunden verbessert sich die Sauerstoffversorgung. Nach ein bis zwei Tagen verringert sich das Herzinfarktrisiko. Nach zwei Tagen beginnt der Geruch- und Geschmackssinn sich zu regenerieren. Dies ist eine deutlich wahrnehmbare positive Konsequenz des Aufhörens. Sie birgt aber auch das Risiko, dass das Essen besser schmeckt, der Appetit wächst und mehr gegessen wird.

Frage 13 – richtige Antwort: B und E

Häufig auftretende Entzugssymptome sind das heftige Verlangen zu rauchen, Konzentrationsschwierigkeiten, Schlaflosigkeit, Gereiztheit, Frustrationsgefühle,

Unruhe, Ungeduld, Depressionen, Angstgefühle und gesteigerter Appetit. Erhöhter Schlafbedarf oder Müdigkeit wird nicht als Entzugserscheinung gezählt. Euphorische Stimmung kann als Freude auf den Erfolg bei Rauchstopp auftreten, ist aber ebenso wie Juckreiz keine Entzugserscheinung.

Frage 14 – falsche Antwort: C

Bewegung, *Entspannungsübungen*, *Ablenkungsstrategien* und *Nikotinpräparate* können bei der Überwindung von Entzugserscheinungen helfen. Es gibt vermehrt Hinweise darüber, dass *Alkohol* und Nikotin sich durch Konditionierungsprozesse und physiologische Mechanismen gegenseitig beeinflussen. So führt der Konsum von Alkohol zu einem gesteigerten Verlangen nach Zigaretten. Zudem verringert Alkohol die aktive Kontrolle, die gerade zu Beginn einer Abstinenz benötigt wird. Daher wird Aufhörwilligen empfohlen, in der ersten Zeit der Tabakabstinenz Alkoholkonsum zu meiden.

Frage 15 – falsche Antwort: B

Die Festlegung eines Stopptags und die Vergegenwärtigung der positiven Seiten des Nichtrauchens haben sich als wichtige Bausteine der Tabakentwöhnung erwiesen. Wichtig ist es, Ausreden und Ausnahmen nicht gelten zu lassen. Ein Ausrutscher („Eine ist keine!") führt oft zum sogenannten Rückfallschock, der den Wiedereinstieg kennzeichnet. Der Vorsatz, das Rauchen aufzugeben, sollte ernst genommen werden, Verhaltensänderungen gut überlegt und geplant werden. Die Haltung „Mache alles wie bisher, es wird schon nichts passieren, wenn du daran glaubst." macht einen Rückfall wahrscheinlicher.

Frage 16 – richtige Antwort: A

Alle genannten Punkte sind Ursachen für Rückfälle. Stresssituationen, wenn die Dinge nicht so laufen wie geplant, werden als häufigste Ursache für einen Rückfall angegeben.

Liste für alternatives Verhalten

Was werde ich als rauchfreier Mensch in Situationen machen, in denen ich früher geraucht hätte?

Situation	Mein neues Verhalten
nach dem Aufwachen	
nach dem Frühstück	
nach dem Essen	
auf dem Spielplatz	
auf Partys	
in der Arbeitspause	
am PC/am Schreibtisch	
in der Badewanne	
nach dem Sex	
in der Kneipe	
beim Telefonieren	
beim Autofahren	
beim Sprechen mit Anderen	
beim Lesen	
beim Spazierengehen	
beim Kaffee trinken	
beim Alkohol trinken	
beim Warten	
beim Fernsehen	
bei Langeweile	
bei Anspannung	
bei Ärger	
bei Traurigkeit	
bei Stolz	
bei Freude/ Glücksgefühl	

Vorgehen bei der telefonischen Nachbetreuung

Einleitende Fragen
- Wie ist es Ihnen seit unserem letzten Gespräch ergangen?
- Wann haben Sie zuletzt eine Zigarette geraucht?

Fragen an Personen, die rauchfrei leben?
- Welche Erfahrungen haben Sie mit dem Nichtrauchen/Aufhören gemacht?
- Welche Strategien/Hilfsmittel haben Sie angewendet?
- In welchen Situationen fällt es Ihnen dennoch schwer, nicht zu rauchen?
- Wie bewältigen Sie diese Situationen?
- Wie würden Sie sich verhalten, wenn Sie doch in nächster Zeit eine Zigarette rauchen sollten?
- Welche positiven Seiten bemerken Sie, seit Sie nicht mehr rauchen?
- Wie werden Sie sich für Ihren Erfolg belohnen?

Fragen an Personen, die weiterhin oder wieder rauchen
- Darf ich fragen, wie viel Sie ungefähr am Tag rauchen?
- Gab es einen oder mehrere Tage, an denen Sie nicht geraucht haben?
- In welcher Situation haben Sie wieder angefangen zu rauchen? (Wer war dabei, wo war das, wann war das …?)
- Welche Vorteile sehen Sie darin, dass Sie so weiterrauchen wie bisher?
- Welche Nachteile sehen Sie für sich, wenn Sie weiterrauchen?
- Wann wollen Sie einen neuen Versuch starten?
- Auf welche Zigaretten könnten Sie gut verzichten, auf welche am wenigsten?
- Was müsste passieren, damit Sie aufhören/einen (neuen) Rauchstopp machen würden?
- Welche Unterstützung brauchen Sie dafür?
- Können wir uns auf einen Tag einigen, der Ihr Stopptag sein soll?
- Wie sieht dieser Tag konkret bei Ihnen aus?

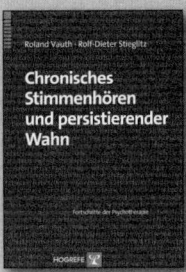
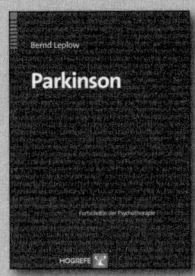
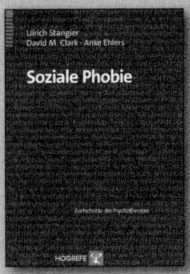
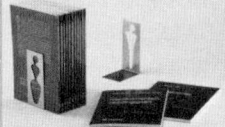
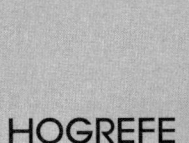

FTNA

Fagerström-Test für Nikotinabhängigkeit

Von S. Bleich · U. Havemann-Reinecke
und J. Kornhuber

EINSATZBEREICH:

Jugendliche und erwachsene Nikotinkonsumenten. Verwendung im klinischen Bereich und in der Forschung.

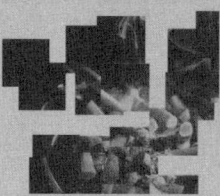

DAS VERFAHREN:

Der FTNA ist eine Weiterentwicklung des Fagerström Tolerance Questionnaire und erfasst nikotinrelevante Suchtkriterien. Die Selbstbeurteilungsskala ermöglicht auf eine sehr ökonomische Weise die Diagnosestellung und Graduierung der Nikotinabhängigkeit, z.B. zur Indikationsstellung für eine Suchttherapie. Das Verfahren besteht aus sechs Items; anhand des erreichten Punktwertes kann der Schweregrad der Abhängigkeit direkt eingestuft werden.

BEARBEITUNGSDAUER:

Etwa 1 bis 4 Minuten.

Artikelnummer		€
04 236 01	Test komplett	44,–

 Zu diesem Test liegt eine computergestützte Fassung vor. Nähere Informationen erhalten Sie in unserer Software-Abteilung: 0551/49609-37/38.

Testzentrale · Hogrefe Verlag GmbH & Co. KG
Robert-Bosch-Breite 25 · 37079 Göttingen
Tel: (0551) 50688-0/-14/-15 · Fax: -24
E-Mail: testzentrale@hogrefe.de · Internet: www.hogrefe.de

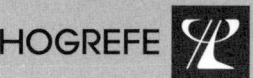

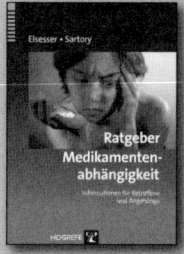

Karin Elsesser · Gudrun Sartory

Ratgeber Medikamentenabhängigkeit

Informationen für Betroffene und Angehörige

(Ratgeber zur Reihe »Fortschritte der Psychotherapie«, Band 6)
2005, 73 Seiten,
€ 9,95 / sFr. 17,90
ISBN 978-3-8017-1767-4

Der Ratgeber informiert darüber, welche Medikamente zu einer Abhängigkeit führen und woran Betroffene und Angehörige eine mögliche Abhängigkeit erkennen können. Aufgezeigt wird, was Betroffene selbst tun können, um aus einer Abhängigkeit heraus zu kommen und welche Hilfestellungen ihnen dabei von Therapeuten zur Unterstützung angeboten werden.

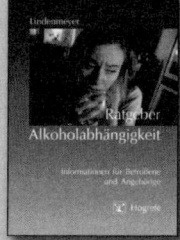

Johannes Lindenmeyer

Ratgeber Alkoholabhängigkeit

Informationen für Betroffene und Angehörige

(Ratgeber zur Reihe »Fortschritte der Psychotherapie«, Band 1)
2004, 56 Seiten,
€ 7,95 / sFr. 13,80
ISBN 978-3-8017-1760-5

Der Ratgeber soll dabei helfen, dass Betroffene selbst sich ein qualifiziertes Urteil über ihre eigene Situation bilden, die verschiedenen Formen und die Entstehung der Alkoholabhängigkeit besser verstehen sowie einen gangbaren Ausweg aus ihrer Situationen finden können.

Hogrefe Verlag GmbH & Co. KG
Rohnsweg 25 · 37085 Göttingen · Tel: (0551) 49609-0 · Fax: -88
E-Mail: verlag@hogrefe.de · Internet: www.hogrefe.de

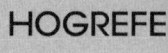